essentials

Essentials liefern aktuelles Wissen in konzentrierter Form. Die Essenz dessen, worauf es als „State-of-the-Art" in der gegenwärtigen Fachdiskussion oder in der Praxis ankommt. *Essentials* informieren schnell, unkompliziert und verständlich

- als Einführung in ein aktuelles Thema aus Ihrem Fachgebiet
- als Einstieg in ein für Sie noch unbekanntes Themenfeld
- als Einblick, um zum Thema mitreden zu können

Die Bücher in elektronischer und gedruckter Form bringen das Fachwissen von Springerautor*innen kompakt zur Darstellung. Sie sind besonders für die Nutzung als eBook auf Tablet-PCs, eBook-Readern und Smartphones geeignet. *Essentials* sind Wissensbausteine aus den Wirtschafts-, Sozial- und Geisteswissenschaften, aus Technik und Naturwissenschaften sowie aus Medizin, Psychologie und Gesundheitsberufen. Von renommierten Autor*innen aller Springer-Verlagsmarken.

Marie-Luise Althoff

Das 1x1 des Mentalisierens

Ein kompakter Überblick für
Psychotherapie und Beratung

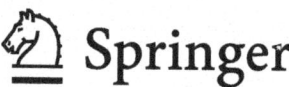 Springer

Marie-Luise Althoff
Praxis und Akademie für Psychotherapie
Bielefeld, Nordrhein-Westfalen
Deutschland

ISSN 2197-6708   ISSN 2197-6716   (electronic)
essentials
ISBN 978-3-662-72100-1   ISBN 978-3-662-72101-8   (eBook)
https://doi.org/10.1007/978-3-662-72101-8

Die Deutsche Nationalbibliothek verzeichnet diese Publikation in der Deutschen Nationalbibliografie; detaillierte bibliografische Daten sind im Internet über https://portal.dnb.de abrufbar.

Planung/Lektorat: Monika Radecki
Springer ist ein Imprint der eingetragenen Gesellschaft Springer-Verlag GmbH, DE und ist ein Teil von Springer Nature.
Die Anschrift der Gesellschaft ist: Heidelberger Platz 3, 14197 Berlin, Germany

Wenn Sie dieses Produkt entsorgen, geben Sie das Papier bitte zum Recycling.

Was Sie in diesem *essential* finden können

- Eine theoretisch fundierte und praxisnahe Einführung in das Konzept der Mentalisierung
- Darstellung der Relevanz und Anwendungsbreite dieses Konzepts
- Vermittlung des Zusammenhangs von Mentalisierung, Bindung und epistemischem Vertrauen
- Veranschaulichung der Anwendung im klinischen und beraterischen Alltag anhand zahlreicher Beispiele

Vorwort

Dieses Essential entstand aus meinem mittlerweile über fünfzehnjährigen Studium des Mentalisierungskonzepts. In Vorlesungen, Seminaren und Workshops wurde ich – neben Fragen zu weiterführender Literatur – immer wieder um einen kompakten Einführungsleitfaden zum Thema Mentalisierung gebeten. Dieses Essential ist meine Antwort darauf. Es ersetzt nicht die vertiefende Lektüre, sondern bietet eine schnelle und fundierte Orientierung. Für manche Leser mag es als Ergänzung zur bisherigen Praxis genügen, für andere bildet es den Einstieg in eine tiefer gehende Auseinandersetzung mit dem Thema.

Ursprünglich plante ich -der Idee des kleinen Einmaleins folgend- zehn Kapitel zu konzipieren. Das Format eines Essentials erfordert jedoch Kürze, ein Kompromiss, den ich zugunsten des Formats gerne eingegangen bin.

Ich danke den Kolleginnen und Kollegen, die durch ihr Interesse und ihre Diskussionen, Fragen und Anregungen meine Motivation bestärkten, mich kontinuierlich intensiver mit dem Konzept der Mentalisierung zu befassen. Mein besonderer Dank gilt Monika Radecki vom Springer-Verlag, die mich ermutigte, meine jahrelangen Erfahrungen in dieser komprimierten Form zu präsentieren.

Marie-Luise Althoff

Inhaltsverzeichnis

Überden Autor

Dr. Marie-Luise Althoff ist als Dozentin, Supervisorin und Lehranalytikerin in der Aus- und Weiterbildung von Psychotherapeuten an mehreren Ausbildungsinstituten tätig. Sie vertritt das Thema Mentalisieren regelmäßig auf Tagungen und bietet Workshops zum Thema Mentalisieren an.

Allen, Fonagy und Bateman definieren Mentalisierung als überwiegend vorbewusste, imaginative mentale Aktivität, die es ermöglicht, das Verhalten anderer im Hinblick auf deren innere Zustände zu interpretieren – innere Zustände wie Gefühle, Motive, Wünsche, Fantasien und Überzeugungen (vgl. Allen, Fonagy & Bateman, 2011). Diese Einleitung gibt einen Überblick über die Inhalte es Essentials.

Grundverständnis

Diese Definition betont die zentrale Rolle der Imagination im Mentalisierungsprozess. Da direkter Zugang zu den Gedanken und Gefühlen anderer Menschen unmöglich ist, basiert Mentalisierung auf unserem Vorstellungsvermögen. Interessanterweise gilt dies auch für das Verständnis eigener mentaler Prozesse, besonders in emotional komplexen Situationen. Die Mentalisierungsfähigkeit spielt eine Schlüsselrolle für die psychische Selbstorganisation und Gefühlsregulation.

Die Fähigkeit zur Mentalisierung ist entscheidend für zwischenmenschliche Beziehungen und emotionale Gesundheit, da sie das Verstehen anderer und unser Selbstverständnis gleichermaßen fördert.

Aufbau des Essentials

Dieses Essential erläutert diese Zusammenhänge, veranschaulicht sie anhand von Beispielen und konkretisiert sie für die klinische Praxis. Die Fallbeispiele dieses Essentials basieren auf meiner klinischen Erfahrung. Alle Personenbeispiele sind jedoch frei erfunden und dienen der Anschauung.

© Der/die Autor(en), exklusiv lizenziert an Springer-Verlag GmbH, DE, ein Teil von Springer Nature 2025
M.-L. Althoff, *Das 1x1 des Mentalisierens*, essentials,
https://doi.org/10.1007/978-3-662-72101-8_1

Dieses erste Kapitel (Einleitung) bietet Ihnen einen Überblick über die weiteren Themen des Buches.

Im Kap. 2 finden Sie die Darstellung der theoretischen Grundlagen. Zunächst wird in 2.1. Mentalisierung beschrieben als Fähigkeit, eigene und fremde mentale Zustände zu verstehen. Anhand von Beispielen wird dargelegt, wozu diese Fähigkeit benötigt wird und woran Mentalisierungsdefizite erkennbar sind. Im Abschn. 2.2. werden die Stadien der Entwicklung dargestellt. Die Fähigkeit zu mentalisieren entwickelt sich schon von Geburt an. Bereits ab neun Monaten können erste Anzeichen für ein mentalistisches Verständnis beobachtet werden und über verschiedene Entwicklungsstadien hinweg wird mit etwa vier bis fünf Jahren ein Verständnis des Seelenlebens erreicht, das in etwa dem von Erwachsenen entspricht. Natürlich verfügen Erwachsene über einen wesentlich größeren Erfahrungsschatz. Die Phasen der Mentalisierungsentwicklung entsprechen den späteren Modi der Realitätswahrnehmung:

- Körpermodus
- Teleologischer Modus
- Parallele Modi (Äquivalenz- und Als-Ob-Modus)
- Reflexiver Modus

Kap. 3 befasst sich mit den praktischen Grundlagen. Ein kleiner Überblick gibt zunächst Auskunft darüber, für welche Patientengruppen der Mentalisierungs-Ansatz entwickelt wurde und welche Patienten in der täglichen Praxis von diesem Ansatz profitieren können. Die praktischen Grundlagen einleitend wird gezeigt, wie die fünf Modi in der therapeutischen und beraterischen Praxis identifiziert werden können (3.1.). Besonders interessant ist es für Psychotherapeuten und Berater, ein Wissen darüber zu haben, wie man beim Vorliegen der einzelnen Modi methodisch vorgeht. Abschn. 3.2. stellt anhand klinischer Beispiele methodische Vorgehensweisen für die einzelnen Modi dar. Anschließend wird die spezifische therapeutische Haltung, die auf die Förderung des expliziten Mentalisierens ausgerichtet ist, erläutert (Abschn. 3.3.). Zentral ist die Erläuterung des Zusammenhangs der grundlegenden Konzepte Mentalisierung, Bindung und epistemisches Vertrauen und die interventionstechnische Relevanz dieses Zusammenhangs (Abschn. 3.4.).

Kap. 4 des Essentials stellt den therapeutischen/beraterischen Fokus Mentalisieren in den Mittelpunkt: die Darlegung der spezifischen Interventionen für Einzel- und Gruppentherapie, die das Mentalisieren fördern und stärken können

(Abschn. 4.1.) sowie die Veranschaulichung von Hindernissen im Mentalisierungszyklus, die sowohl aufseiten des Patienten wie des Therapeuten/Beraters auftauchen können (Abschn. 4.2.).

Abschließend erhalten Sie ein kurzes Fazit (Kap. 5) und Hinweise auf weiterführende Literatur.

Theoretische Grundlagen

2

2.1 Was ist Mentalisieren und wozu braucht man es?

Mentalisieren ist die Fähigkeit, hinter Verhalten zu blicken – sowohl bei anderen als auch bei uns selbst. Es bedeutet zu verstehen: „Was könnte diese Person gerade denken oder fühlen? Was treibt sie an?" Und genauso wichtig: „Was geht eigentlich in mir vor?" „Und was passiert, wenn ich dieses emotionale und kognitive Verständnis von anderen und mir selbst nicht suche oder nicht suchen kann?"

2.1.1 Mentalisieren

Fonagy hat diese Begriffsdefinition auf die prägnante Formel „Having Mind in Mind" gebracht. Mentalisierend interpretieren wir automatisch und meist nichtbewusst das Verhalten von uns selbst und anderen. Dabei gelingt es uns von Situation zu Situation unterschiedlich gut, die innere Welt einer anderen Person zu lesen – ihre Motive, Emotionen, Überzeugungen, Wünsche und Absichten. Die Fähigkeit, zu mentalisieren hängt dabei nicht nur von der jeweiligen Situation und vom Stressniveau ab, sondern ist auch bei Menschen unterschiedlich stark entwickelt. Mentalisieren bringt uns in verschiedenen Lebensbereichen entscheidende Vorteile.

Wozu brauchen wir Mentalisieren?

- **Beziehungen funktionieren besser:** Wenn ich verstehe, warum mein Partner gerade schweigt (nachdenklich? müde? gestresst? verletzt?), kann ich angemessen reagieren statt anzugreifen.
- **Konflikte lösen sich leichter:** Statt nur auf das Verhalten zu reagieren, erkenne ich die dahinterliegenden Bedürfnisse.
- **Emotionale Stabilität:** Ich verstehe meine eigenen Reaktionen besser und kann sie regulieren.
- **Empathie entwickeln:** Ich kann mich in andere hineinversetzen, ohne meine eigenen Gefühle zu projizieren.
- **Elterliche Mentalisierungskompetenz:** Diese ist sogar wichtiger als die eigene sichere Bindung der Bezugspersonen, damit ein Kind eine sichere Bindung erwirbt (vgl. Staun L u. Schultz-Venrath U 2023).

Kurz gesagt macht Mentalisieren uns zu besseren Beziehungspartnern, Eltern, Kollegen – und hilft uns gleichzeitig, mit uns selbst klarzukommen. Eine mentalisierende Umwelt fördert die Entwicklung der Fähigkeit, sich selbst und andere im wechselseitigen Kontext von Gefühlen, Wünschen und Intentionen zu sehen und zu erleben (vgl. Luyten et al. 2020).

Mentalisieren zu können setzt ein grundlegendes implizites Verständnis der Natur des Mentalen voraus. Wesentlich ist das Wissen, dass die Realität in unserem Geist nur repräsentiert ist, dass Gedanken und Vorstellungen den Gegebenheiten in der realen Welt nur näherungsweise entsprechen. Die Fähigkeit zur Mentalisierung ist weitgehend unbewusst oder vorbewusst; dementsprechend laufen mentalisierende Prozesse überwiegend nicht-bewusst ab. Mentalisieren ist eine kognitive und emotionale Leistung, die dem eigenen Verhalten und dem Anderer Bedeutung gibt.

Stellen Sie sich folgende Situation vor: Nach einem langen Arbeitstag kommt Maria nach Hause und findet ihren Partner Tom schweigend auf dem Sofa vor. Ihr erster Impuls könnte sein: „Er ignoriert mich wieder" oder „Wahrscheinlich ist er sauer auf mich." Durch Mentalisieren hält Maria jedoch inne und fragt sich: „Was könnte in ihm vorgehen? Hatte er heute einen stressigen Tag? Wirkt er müde oder nachdenklich?" Statt anzugreifen, setzt sie sich zu ihm und sagt: „Du wirkst heute sehr in Gedanken. Magst du mir erzählen, was dich beschäftigt?" Tom, der tatsächlich über ein schwieriges Gespräch mit seinem Chef grübelte, spürt ihre Aufmerksamkeit und Sorge. Er mentalisiert nun seinerseits: „Maria fragt nicht vorwurfsvoll, sondern scheint wirklich interessiert zu sein. Sie hat wahrscheinlich auch einen anstrengenden Tag hinter sich und trotzdem macht sie sich Gedanken um mich." Diese Erkenntnis öffnet ihn: „Danke, dass du fragst. Ich hänge noch bei einem Konflikt im Büro fest und wollte dich nicht gleich damit belasten."

Durch dieses wechselseitige Mentalisieren entsteht Nähe statt Distanz. Beide verstehen die Beweggründe des anderen und können aufeinander eingehen, anstatt in Missverständnissen zu verharren.

2.1.2 Nicht-Mentalisieren

Es gibt konkrete Anzeichen für Nicht-Mentalisieren. Diese kann man bei sich selbst und anderen beobachten:

Bei sich selbst z. B.:

- **Schnelle Urteile fällen:** „Der ist einfach unfreundlich" statt zu fragen, was dahinterstecken könnte
- **Nur eine Erklärung sehen:** „Sie antwortet nicht – sie will mich ignorieren", ohne andere Möglichkeiten zu bedenken
- **Eigene Gefühle auf andere projizieren:** „Wenn ich so handle, bin ich sauer – also ist er auch sauer"
- **In Schwarz-Weiß-Kategorien denken:** Menschen sind entweder „gut" oder „schlecht"
- **In Körperzuständen feststecken:** „Ich habe diese elenden Kopfschmerzen. Da helfen nur Tabletten"
- **Verhalten mit Charakter gleichsetzen:** „Er kommt zu spät – er ist respektlos" statt sich zu fragen: „Er kommt zu spät – was könnte passiert sein?"

Bei anderen beobachten z. B.:

- **„Du machst das immer/nie"-Aussagen** ohne Interesse an den Umständen
- **Unterstellungen statt Nachfragen:** „Du willst mich ärgern" statt „Wie geht es dir gerade?"
- **Keine Neugier auf innere Beweggründe** – nur Fokus auf äußeres Verhalten
- **Reaktionen, die nicht zur Situation passen** z. B. übermäßig emotional bei kleinen Anlässen oder sachlich-rational bei tragischen Anlässen

Typische Situationen:

- **Im Straßenverkehr:** „Der Idiot!" statt „Vielleicht hat er mich übersehen oder ist in Eile wegen eines Notfalls"
- **Bei Absagen:** „Die haben keine Lust auf mich" statt „Es kann verschiedene Gründe haben"

Es ist völlig normal, dass wir alle mal mehr, mal weniger gut mentalisieren. Unter Druck ist unsere Fähigkeit jedoch oft eingeschränkt – leider gerade dann, wenn wir sie am meisten benötigen (bei Streit, Krisen, Traumata, Scham- oder Schuldgefühlen). Wir erkennen das daran, dass wir uns nicht mehr ausgeglichen fühlen, nicht mehr besonnen handeln, andere plötzlich negativer sehen und uns nicht zurückhalten können, obwohl wir wissen, dass Handeln ungünstig wäre.

Stellen Sie sich folgende Situation für Nicht-Mentalisieren im Partnerschaftsalltag vor: Lisa kommt nach Hause und sieht, dass ihr Partner Max die Spülmaschine nicht ausgeräumt hat, obwohl er es versprochen hatte. Ihr erster Gedanke: „Typisch! Er hält nie seine Versprechen. Das macht er absichtlich, um mich zu ärgern." Sie geht zu ihm und sagt vorwurfsvoll: „Du kümmerst dich nie um den Haushalt! Du respektierst mich einfach nicht." Max, der tatsächlich einen wichtigen Anruf seines kranken Vaters bekommen hatte und völlig durcheinander war, fühlt sich angegriffen: „Du übertreibst mal wieder total! Eine vergessene Spülmaschine und gleich machst du ein Drama daraus!".

Beide bleiben an der Oberfläche – bei Vorwürfen und Rechtfertigungen. Keiner fragt sich: „Was könnte in meinem Partner vorgehen? Warum reagiert er/sie so? Was steckt hinter diesem Verhalten?" So entstehen Teufelskreise aus Missverständnissen, weil beide nur auf das reagieren, was sie oberflächlich sehen, statt die dahinterliegenden Gefühle und Bedürfnisse zu erkunden.

Der Unterschied zum Mentalisieren wäre: Lisa würde innehalten und denken: „Das ist untypisch für Max. Normalerweise hält er seine Versprechen. Was könnte heute anders gewesen sein?" Und Max würde merken: „Lisa ist ungewöhnlich aufgebracht. Da steckt wahrscheinlich mehr dahinter als nur die Spülmaschine."

2.2   Wie entwickelt sich die Fähigkeit der Mentalisierung?

Dieses Kapitel stellt dar, wie sich Mentalisierungsfähigkeit bei Kindern unter förderlichen Bedingungen entwickelt, ab welchem Alter mentalistisches Fühlen und Denken erwartbar wird und welche Auswirkungen unterschiedliche Mentalisierungsfähigkeiten auf das tägliche Leben haben. Eine hohe Mentalisierungsfähigkeit von Eltern bzw. Bezugspersonen ist vorteilhaft, weshalb deren Förderung eine wichtige Aufgabe in der Erziehung darstellt.

Mentalisieren zu lernen ist Teil der Selbst- und Ich-Entwicklung. Es ermöglicht Sinngebung, Verständigung, Denken als Probehandeln sowie Reflexion als Instrument von Impulskontrolle und Affektregulation. Die Fähigkeit entwickelt sich unter normalen Umständen über die ersten vier prämentalisierenden Modi bis zum Ende des 4. Lebensjahres und differenziert sich durch umfangreichere Erfahrungen bis zur Adoleszenz und dann im Erwachsenenleben weiter. Die Reifung ist lebenslang abhängig von Lebensumständen, Beziehungs- und Bindungserfahrungen sowie dem affektiven Austausch mit Bezugspersonen.

Mentalisieren als kognitive und emotionale Leistung entwickelt sich nicht automatisch mit der Gehirnentwicklung, sondern wird in Beziehung erworben – der Mensch erkennt sich durch den anderen. Säuglinge können vorgeburtlich bereits Wohlgefühl oder Unwohlsein empfinden, haben aber kein Bewusstsein davon, dass sie selbst „zufrieden" oder „ärgerlich" sind. Die Entwicklung der Fähigkeit, emotionale Zustände zu unterscheiden und Kategorien zuordnen zu können, ist sehr bedeutsam.

Die Gründer des Mentalisierungsansatzes bezeichnen die Fähigkeit, den anderen (und die eigene Person) als Wesen mit geistig-seelischen Zuständen zu betrachten, als Beginn von Mentalisierung (vgl. Allen, Fonagy & Bateman, 2011). Sie datieren den grundlegenden Erwerb dieser Fähigkeit auf das Alter von 1½ Jahren. Der Erwerb der grundlegenden Mentalisierungsfähigkeit auf dieser Stufe schließt die Integration des Körper- und des teleologischen Modus ein (vgl. dazu Abschn. 2.2.5.). Damit beginnt ein mentales Selbst- und Weltbild. Unter Mentalisierung wird indes nicht nur die Fähigkeit verstanden, hinter Verhalten seelische Zustände zu vermuten, sondern auch die weitergehende Fähigkeit, die vermuteten mentalen Zustände selbst wieder zum Gegenstand des (Nach-) Denkens zu machen. Diese Fähigkeit zum Denken über das Denken wird Metakognition (oder Prozess zweiter Ordnung) genannt und entsteht mit etwa vier Jahren. Diese Fähigkeit beinhaltet die Integration des Äquivalenz- und Als-Ob-Modus (vgl. dazu Abschn. 2.2.5.). Dann verfügt das Kind nicht nur über ein mentales, sondern auch über ein repräsentationales Weltbild, in dem es den subjektiven Charakter seiner geistigen Hervorbringungen durchschaut.

Die Innovation der Autoren besteht nun darin, die so verstandene Mentalisierungsfähigkeit nicht nur als Reifungserrungenschaft zu betrachten. Traditionell ging man davon aus, dass sich diese Fähigkeit aufgrund bestimmter Module im Gehirn unter normalen Umweltbedingungen irgendwann automatisch einstellt. Die Säuglings- und Mentalisierungsforschung zeigt jedoch, dass die Entwicklung dieser Fähigkeit in hohem Maße von der affektiv-interaktiven Qualität der Primärbeziehungen abhängig ist.

Als zentral wird die Erfahrung des Kindes betrachtet, in seinen eigenen Zuständen von Bezugspersonen „gespiegelt" zu werden.

Nebenbei bemerkt: Wenn ich im Folgenden idealtypische Reaktionen von Bezugspersonen benenne, so meine ich nicht, dass Reaktionen immer in dieser Form erfolgen müssen. Vielmehr geht es um ein ausreichendes Containing und Mentalisieren des Kindes. Alles andere setzt frustrierende Akzente, die die Entwicklung ebenso fördern, z. B. in Richtung Frustrationstoleranz, Selbstwirksamkeit.

2.2.1 Körpermodus (bis 9. Lebensmonat)

Fonagy und Target (heute Hepworth) greifen dazu auf das Modell der Affektspiegelung von Gergely und Watson (vgl. 1996, 1999) zurück. Säuglinge nehmen ihre Emotionen und begleitenden körperlichen Zustände und Gefühle noch undifferenziert, unreflektiert und vage wahr (primary awareness). Sie befinden sich im Körpermodus (vgl. Diez Grieser u. Müller (2018). Dieser Begriff wurde von Diez Grieser und Müller eingeführt und von Schultz-Venrath (2021) aufgenommen. Säuglinge verbinden demnach körperliche Zustände erst durch die Reaktionen der Bezugspersonen mit emotionalem Geschehen.

Sie werden sich ihrer eigenen -zunächst überwiegend körperlich erlebten- Zustände durch die Reaktionen der Bezugsperson(en) bewusster und beziehen diese auf ihre Emotionsausdrücke. Dies geschieht durch eine Antwort, die dem Emotionsausdruck des Säuglings entspricht beziehungsweise diesen spiegelt.

Eltern reagieren biologisch angelegt auf Emotionsausdrücke des Kindes in spezifischer Weise: Sie kommunizieren in der „Ammensprache" mit erhöhter Tonlage, vielen Wiederholungen, einfachem Wortschatz und übertriebenen Emotionsausdrücken. Sie *markieren* ihren spiegelnden Emotionsausdruck als übertrieben und als Mischung verschiedener Affekte, damit der Säugling erkennen kann: Die Bezugsperson reagiert auf ihn (referentielle Verankerung), es handelt sich nicht nur um den eigenen Ausdruck der Bezugsperson (referentielle Entkopplung) und *sein* Zustand wird gespielt /gespiegelt (Bewusstwerdung).

Das folgende Beispiel zeigt den komplexen Prozess der Affektspiegelung in Aktion: Es zeigt, wie Jonas, 4 Monate alt, vom rein körperlichen Erleben über die markierte Spiegelung seiner Mutter langsam ein Bewusstsein für seine eigenen emotionalen Zustände entwickelt. Die „Ammensprache" und die übertriebene Mimik sind dabei nicht nur intuitives Verhalten, sondern biologisch angelegte Werkzeuge, die dem Säugling helfen, sich selbst zu verstehen.

Der kleine Jonas (4 Monate alt) und die Affektspiegelung: Es ist Herbst geworden. Jonas liegt auf der Wickelunterlage und seine Mutter zieht ihm gerade die Windel aus. Plötzlich spürt er ein sehr unangenehmes Gefühl am ganzen Körper. Sein Gesicht verzieht sich, seine Ärmchen und Beinchen werden steif, er beginnt zu weinen – ein durchdringender, verzweifelter Laut. Jonas erlebt diesen Zustand als diffuse körperliche Aufregung, kann aber noch nicht unterscheiden: „Mir ist kalt" oder „Ich bin unglücklich".

Die mütterliche Spiegelung: Seine Mutter sieht Jonas' Mimik und Körperspannung. Instinktiv verändert sich ihr Gesichtsausdruck – sie zieht die Augenbrauen hoch, öffnet die Augen weit und formt ihren Mund zu einem übertriebenen „Ohhh". Dabei sagt sie mit hoher, singender Stimme: „Ohhh, ist dir kaaaalt? Ist das ganz doooof? Ohhh, der arme Jonas, dem ist so kaaaalt!" Während sie spricht, schaut sie ihn intensiv an und ahmt seine Gesichtsspannung nach – aber übertrieben und vermischt mit einem leichten Lächeln. Ihre Mimik ist eine Art „Karikatur" seines Ausdrucks, gleichzeitig mitfühlend und doch erkennbar anders als ihre eigenen, echten Emotionen.

Was dabei -der Theorie nach- geschieht:

1. **Referentielle Verankerung:** Jonas spürt durch den intensiven Blickkontakt und die unmittelbare Reaktion: „Sie reagiert auf MICH – auf das, was ich gerade erlebe."
2. **Referentielle Entkopplung:** Die übertriebene, „gespielte" Qualität der mütterlichen Reaktion signalisiert Jonas unbewusst: „Das ist nicht ihr eigener Zustand – sie ist nicht wirklich so aufgeregt wie ich. Sie macht das für mich."
3. **Bewusstwerdung:** Durch die wiederholte Spiegelung beginnt Jonas, eine Verbindung zwischen seinem körperlichen und inneren Zustand (Kälte, Unwohlsein) und dem zu entwickeln, was seine Mutter ihm „zeigt" – eine Emotion, die er später als „Unbehagen" oder „Unglücklichsein" verstehen wird.

Die Entwicklung über Zeit: Nach wochenlanger Wiederholung solcher Szenen entwickelt Jonas langsam ein Bewusstsein dafür, dass seine körperlichen Zustände etwas bedeuten, dass sie mit „Gefühlen" verknüpft sind. Wenn er das nächste Mal friert, wird er nicht nur den körperlichen Zustand erleben, sondern auch eine vage Ahnung davon haben, dass dies „Unwohlsein" ist – ein Gefühl, das andere verstehen und auf das sie reagieren können.

Das Besondere der Markierung: Die Mutter übertreibt gemäß biologisch angelegten Mustern, weil eine nicht-markierte Reaktion für Jonas verwirrend wäre

– er könnte nicht unterscheiden zwischen seinem eigenen Zustand und dem der Mutter. Die „Als-ob"-Qualität ihrer Reaktion ermöglicht es ihm zu lernen: „Das bin ich, aber gespiegelt durch einen anderen."

Mit einer gelungenen Phase von Affektspiegelung bis zum 9. Monat sind die Grundlagen der Mentalisierungsfähigkeit – Affektwahrnehmung und -differenzierung – geschaffen. Der Säugling entwickelt ein Kontingenzerleben entlang der hinreichend guten kontingenten und kongruenten markierten Spiegelung. Während diese Entwicklung weitergeht, tritt die Auseinandersetzung mit der äußeren Realität in den Vordergrund und ermöglicht eine zunehmend komplexere Realitätswahrnehmung.

2.2.2 Teleologischer Modus (9. Monat bis 1,5 Jahre)

Das Kind kann im zielgerichteten oder teleologischen Modus eigene und fremde Handlungen als zielgerichtet interpretieren. Eigenes Versuch-und-Irrtum-Verhalten ist auf ein Ziel gerichtet, es kann Urheberschaft wahrnehmen. Jedoch kann es noch nicht dahinterliegende Ursachen wie Motive, Absichten, Wünsche erkennen und kann leicht getäuscht werden.

Beispiel: Lässt man einen Ball mehrmals knapp an einem Tor vorbeirollen und sagt „Oh, nein", krabbelt das 9-monatige Baby heran, schiebt den Ball ins Tor und lächelt zufrieden. Es durchschaut noch nicht, dass man den Ball selbst ins Tor hätte rollen können.

Babys und Kleinkinder sind in der Lage, taktisches Weinen vorzutäuschen, um Aufmerksamkeit zu erlangen. Sie können „Verbotenes" vertuschen oder Eltern mit Ablenkmanövern in die Irre führen. Diese frühen Formen des Dirigierens sind Vorformen von sozialer Kompetenz und Machtkompetenz (vgl. Althoff 2017).

Hier ist ein konkretes Beispiel zu diesem Zusammenhang: Es zeigt die Entwicklung von frühen „Machtstrategien" über mehrere Monate hinweg – vom einfachen taktischen Weinen über Ablenkungsmanöver bis hin zu komplexeren Verzögerungstaktiken. Es verdeutlicht, wie diese Verhaltensweisen Zeichen einer sich entwickelnden Mentalisierungsfähigkeit sind: Emma, 9 Monate alt, beginnt zu verstehen, dass andere Menschen eigene Gedanken und Aufmerksamkeit haben, die sie gezielt beeinflussen kann.

Die kleine Emma (9 Monate alt) und ihre ersten „Machtstrategien": Emma sitzt in ihrem Hochstuhl und hat ihr Mittagessen beendet. Ihre Mutter räumt gerade die Küche auf und wendet ihr den Rücken zu. Emma möchte Aufmerksamkeit und beginnt zu weinen – nicht das echte, verzweifelte Weinen, das sie zeigt, wenn sie wirklich Hunger oder Schmerzen hat, sondern ein rhythmisches, fast experimentelles Weinen. Sowie ihre Mutter sich umdreht und zu ihr kommt, hört Emma sofort auf und lächelt strahlend.

Zwei Wochen später hat Emma eine neue „Technik" entwickelt: Sie hat gelernt, dass sie nicht an die Steckdosen darf. Wenn ihre Mutter telefoniert, krabbelt Emma demonstrativ zur Steckdose und schaut dabei über die Schulter zu ihrer Mutter. Sobald die Mutter „Emma, nein!" ruft und das Telefon weglegt, krabbelt Emma schnell weg und lacht – sie weiß genau, dass sie damit die volle Aufmerksamkeit ihrer Mutter erhalten hat.

Mit 10 Monaten wird Emma noch raffinierter: Als ihr Vater sie ins Bett bringen will, zeigt sie plötzlich aufgeregt auf ihre Spielzeugkiste und plappert dabei. Der Vater denkt, sie braucht noch ihr Lieblingsstofftier zum Einschlafen, und holt es. Emma nimmt es kurz, wirft es dann aber weg und zeigt wieder auf die Kiste. Dieses Spiel wiederholt sich mehrmals – Emma hat entdeckt, dass sie die Schlafenszeit hinauszögern kann, indem sie ihre Eltern auf eine kleine „Schatzsuche" schickt.

Die mentalisierungsbasierte Interpretation: Emma entwickelt bereits in diesem frühen Alter ein Verständnis dafür, dass ihre Handlungen bestimmte Reaktionen bei ihren Eltern auslösen. Sie beginnt zu verstehen, dass andere Menschen eigene Gedanken und Aufmerksamkeit haben, die sie beeinflussen kann. Diese frühen „Manipulationen" sind Meilensteine in ihrer sozialen und kognitiven Entwicklung – sie lernt, die mentalen Zustände anderer zu „lesen" und strategisch zu beeinflussen. Aus diesen ersten taktischen Experimenten entwickeln sich später komplexere Formen sozialer Kompetenz und die Fähigkeit, in sozialen Situationen angemessen zu navigieren. Eltern erkennen meist, dass das Kind zielgerichtetes Verhalten zeigt, aber noch keine dahinterliegenden Motive verstehen kann. Sie reagieren deshalb meist intuitiv nicht streng auf diese "Manipulationen", sondern verstehen sie als Zeichen gesunder mentaler Entwicklung.

In dieser Entwicklungsphase der Vorherrschaft des teleologischen Modus entsteht auch die Objektpermanenz – das Bewusstsein, dass Objekte oder Personen außerhalb des Wahrnehmungsfeldes weiterexistieren. Parallel tritt die Acht-Monats-Angst auf, weil das Kind nun zwischen vertrauten und fremden Personen unterscheiden kann. Die Objektkonstanz (ca. 18 Monate) bedeutet, dass das Kind eine konstante Bindung an primäre Bezugspersonen entwickelt hat und eine Beziehung halten kann, relativ unabhängig von Bedürfnisbefriedigung sowie der permanenten Anwesenheit des Objekts.

Das Kind tritt nun in die Phase des Spielens mit der Realität (Playing with reality) ein, in dem die Modi der Äquivalenz und des Als-Ob parallel bearbeitet und im besten Fall integriert werden.

2.2.3 Äquivalenzmodus (1,5 bis 4 Jahre)

Das Kind kann Gedanken und äußere Wirklichkeit noch nicht sicher unterscheiden. Innere Zustände wie Gedanken, Vorstellungen, Phantasien, Wünsche und Ängste lösen ähnliche Empfindungen aus wie reale Ereignisse. Im „Äquivalenzmodus" erlebt das Kleinkind die innere Welt mit der äußeren identisch. Eigene Gedanken werden als real und mit den Gedanken anderer identisch wahrgenommen.

Das Kind kann noch nicht verstehen, dass Denken und Wünschen Repräsentationen der Umwelt sind, nicht die Realität selbst. Eigenen Phantasien werden potenziell Auswirkungen in der Realität zugeschrieben, wodurch sie angstregend werden.

Das nachfolgende Beispiel zeigt den komplexen Entwicklungsprozess, bei dem Kinder lernen, zwischen ihren inneren Vorstellungen und der äußeren Realität zu unterscheiden. Besonders wichtig ist dabei die Begleitung der Bezugspersonen, die normalerweise intuitiv in zweierlei Weise stattfindet: Zum einen begleiten Bezugspersonen ihre Kinder emotional durch geduldige, angemessen-ängstliche, markiert- spiegelnde Reaktionen und zum anderen durch eine anschließende Realitätsprüfung. Beides zusammen hilft dem Kind, diesen Modus der Realitätswahrnehmung als einen Baustein der Mentalisierungsfähigkeit zu integrieren.

Die dreijährige Lena und das Krokodil unter dem Bett: Lena ist drei Jahre alt und hat tagsüber ein Bilderbuch über Tiere im Zoo angeschaut. Besonders das große, grüne Krokodil mit den vielen spitzen Zähnen hat sie fasziniert und gleichzeitig etwas beunruhigt. Im Beisein der Mutter, die ihr dieses Buch vorgelesen hat, hat sie sich jedoch sicher und explorationsmotiviert erlebt. Abends liegt sie in ihrem Bett, das Licht ist aus, und ihre Phantasie beginnt zu arbeiten. Die Entstehung der Angst: In der Dunkelheit entstehen mulmige Gefühle. Dann denkt Lena an das Krokodil aus dem Buch – und plötzlich ist da nicht mehr nur der Gedanke an das Krokodil, sondern die absolute Gewissheit: „Da ist ein Krokodil unter meinem Bett!" Für Lena ist dieser Gedanke nicht von der Realität zu unterscheiden. Ihr Herz beginnt zu rasen, ihre Handflächen werden feucht, sie traut sich nicht mehr, auch nur einen Fuß aus dem Bett zu strecken. Die kindliche Wahrnehmung: In Lenas Welt funktioniert das Denken noch anders als bei Erwachsenen. Sie kann noch nicht verstehen, dass es einen Unterschied gibt zwischen „Ich stelle mir vor, dass da ein Krokodil ist" und „Da ist wirklich ein Krokodil". Ihre Vorstellung ist für sie genauso real wie das Bett, in dem sie liegt, oder die Wand neben ihr. Das Krokodil in ihrem Kopf hat dieselbe bedrohliche Präsenz wie ein echtes Krokodil hätte. Der erste Hilferuf: „Papa! Papa! Da ist ein Krokodil unter meinem Bett!" Lena ruft verzweifelt. Ihr Vater kommt herein und sieht ein zutiefst verängstigtes Kind – schweißnass, mit geweiteten Augen, die Bettdecke bis zu den Augen hochgezogen.

Die elterliche doppelte Reaktion – erste Begegnung: Der Vater versteht intuitiv, dass Lenas Angst echt ist, auch wenn das Krokodil (vermutlich!) nicht real ist. Er setzt sich ruhig auf die Bettkante und spiegelt markiert ihre Angst: „Oh, du hast so große Angst vor dem Krokodil. Das ist ja schlimm." Durch die Markierung kann Lena (unbewusst) wahrnehmen, dass Papa selbst keine Angst hat, gelassen bleiben kann, aber ihre Gefühle ernst nimmt. Dann initiiert er eine Realitätsprüfung: „Weißt du was, Lena? Lass uns zusammen nachschauen. Krokodile sind sehr große Tiere, die kann man gut sehen." Gemeinsam schauen sie unter das Bett – der Vater mit einer Taschenlampe, Lena vorsichtig von der sicheren Bettkante aus. „Siehst du? Da sind nur deine Hausschuhe, ein paar Legosteine. Kein Krokodil." Lena ist erleichtert und stimmt zu: „Ja, da ist kein Krokodil." Sie kann wieder schlafen.

Die Wiederholung – zweite Nacht: Am nächsten Abend beginnt der Kreislauf von vorne. Obwohl Lena am Vortag „gesehen" hat, dass kein Krokodil da war, ist ihr Entwicklungsstand noch nicht so weit, dass sie diese Erfahrung auf zukünftige Situationen übertragen kann. Wieder ist da die absolute Gewissheit: „Das Krokodil ist da!".

Die geduldige Wiederholung: Der Vater reagiert wieder geduldig, und er fragt vielleicht: „Hast du vielleicht an das Krokodil im Buch gedacht?". Er versteht, dass Lena nicht „ungehorsam" oder „vergesslich" ist, sondern dass sie noch lernt, zwischen Phantasie und Realität zu unterscheiden. Wieder schauen sie zusammen nach, wieder findet Lena Beruhigung – und wieder wird die Angst beim nächsten Mal wiederkehren.

Die Entwicklung über Wochen: Nach mehreren Wochen dieser geduldigen Routine beginnt sich etwas zu verändern. Lena sagt eines Abends: „Papa, ich glaube, da ist ein Krokodil, aber vielleicht ist es auch nur in meinem Kopf?" Papa fragt vielleicht: „Sieht es so aus wie das Krokodil im Buch?" Dies ist ein enormer entwicklungspsychologischer Fortschritt – sie beginnt zu verstehen, dass es einen Unterschied zwischen ihren Gedanken und der äußeren Welt gibt.

Der Wendepunkt: Schließlich entwickelt Lena neue Strategien. Sie sagt zu sich selbst: „Krokodile leben im Zoo, nicht unter Betten." Sie hat gelernt, ihre Phantasien als das zu erkennen, was sie sind – Produkte ihres Geistes, nicht Fakten der äußeren Welt.

Die mentalisierungstheoretische Bedeutung: Dieser Prozess zeigt, wie Kinder allmählich die Fähigkeit entwickeln, zwischen inneren mentalen Zuständen (Gedanken, Wünschen, Phantasien) und der äußeren Realität zu unterscheiden. Die wiederholte, geduldige Begleitung durch den Vater hilft Lena dabei, diese

fundamentale kognitive Fähigkeit zu entwickeln und die eigene Angst selbst-
regulatorisch bewältigen zu können.

2.2.4 Als-Ob-Modus (1,5 bis 4 Jahre)

Parallel entwickelt sich ein Zustand, in dem die Realität „suspendiert" ist. Innere
und äußere Realität sind entkoppelt. Das Kind kann versunken spielen, ohne dass
es befürchtet, das Spiel habe reale Konsequenzen. Es kann innere Zustände dar-
stellen und extern Repräsentationen erschaffen. Dadurch bleiben Phantasien un-
gefährlich.

Freuds Garnrollenspiel illustriert dies: Sein 1½-jähriger Enkel warf eine Holz-
spule über den Bettrand („fort") und zog sie mit Freude wieder hervor („da") –
eine spielerische Bewältigung des Trennungserlebens durch Verschiebung auf
einen kontrollierbaren Gegenstand.

Die Rolle der Bezugspersonen in dieser Phase besteht idealerweise darin, dass
sie die Spiel-Handlung als Inszenierung verstehen, gegebenenfalls mitspielen und
durch Kommentare die inneren Zustände des Kindes markiert spiegeln. Idealerweise werden auch destruktive Phantasien im Spiel durchgearbeitet, wobei das
Kind einen mitspielenden Erwachsenen braucht.

Ein Beispiel zeigt, wie der Als-Ob-Modus es einem dreijährigen Jungen ermöglicht, seine bedrohlichen destruktiven Fantasien gegenüber dem neuen Baby
sicher zu durchleben und zu verarbeiten. Entscheidend ist dabei die verstehende
Begleitung der Mutter, die das Spiel als wichtige emotionale Arbeit erkennt und
nicht als „böses Verhalten" sanktioniert. So kann der Junge seine ambivalenten
Gefühle integrieren, ohne von ihnen überwältigt zu werden.

Der dreijährige Tim und das „Monster-Baby": Tim ist drei Jahre alt und
vor zwei Monaten wurde sein kleiner Bruder Paul geboren. Seitdem muss er die
Aufmerksamkeit seiner Eltern teilen, und manchmal entstehen in ihm heftige, be-
ängstigende Gefühle: Wut, Eifersucht und sogar Fantasien darüber, dass das Baby
„weggehen" oder „verschwinden" soll. Diese Gedanken erschrecken ihn, weil
sie sich so real und mächtig anfühlen. Das Spiel beginnt: Tim holt seine Puppen
hervor – eine große Puppe („Mama-Puppe") und eine kleine („Baby-Puppe"). Er
beginnt ein Spiel, in dem er die große Puppe sagen lässt: „Oh nein, das Baby ist
so böse! Es schreit immer!" Dann nimmt er die kleine Puppe und wirft sie in die
Ecke. „Weg mit dem Baby! Es soll verschwinden!" Die Intensivierung der destruktiven Fantasie: Im sicheren Raum des Spiels kann Tim seine verbotenen Ge-

fühle ausdrücken. Er lässt die große Puppe das Baby-Püppchen „bestrafen" – es bekommt kein Essen, muss draußen schlafen, oder wird sogar von einem „Monster" geholt. „Das böse Baby wird vom großen Monster gefressen!", sagt er mit einer Mischung aus Aufregung und leichter Angst in der Stimme.

Die Rolle der Mutter: Tims Mutter beobachtet das Spiel und versteht intuitiv, was geschieht. Statt das Spiel zu unterbinden oder zu sagen „So etwas Böses darfst du nicht denken!", steigt sie vorsichtig ein. Sie nimmt eine andere Puppe und sagt: „Oh, die große Schwester-Puppe ist sehr wütend auf das Baby. Das Baby macht alles kaputt für sie." Die Spiegelung im Spiel: Die Mutter spiegelt Tims Gefühle durch das Spiel: „Die große Puppe denkt: ‚Ich war zuerst da! Warum muss ich teilen?'" Tim nickt heftig – genau das empfindet er! Aber im Spiel ist es sicher, diese Gefühle zu haben, zumal wenn Mama diese im Spiel ausspricht. Die Entwicklung des Spiels: Nach einigen Minuten des „Bestrafens" beginnt Tim spontan, das Spiel zu wenden. Die große Puppe „rettet" plötzlich das Baby vor dem Monster. „Nein, Monster! Das ist MEIN Baby! Du darfst es nicht fressen!" Tim hat im Spiel entdeckt, dass er das Baby auch beschützen möchte.

Die mentalisierungstheoretische Bedeutung:

- **Sichere Verarbeitung:** Tim kann seine destruktiven Fantasien im geschützten Raum des Spiels ausdrücken, ohne reale Konsequenzen zu befürchten.
- **Emotionale Regulation:** Durch das Ausspielen der Aggression kann er sie besser explorieren, regulieren und integrieren.
- **Ambivalenz erkunden:** Tim entdeckt, dass er gleichzeitig wütend auf seinen Bruder sein kann UND ihn beschützen möchte.
- **Kontrolle gewinnen:** Im Spiel hat er die Macht – er kann das Baby bestrafen, aber auch retten.

Die Rolle der Mutter: Die Mutter versteht, dass dieses Spiel heilsam ist. Sie urteilt nicht über die „bösen" Fantasien, sondern hilft Tim dabei, sie zu verarbeiten. Gleichzeitig achtet sie darauf, dass das Spiel nicht zu überwältigend wird, und bietet durch ihre Kommentare eine Art emotionale Regulation. Das Ergebnis: Nach mehreren Wochen solcher Spiele wird Tim ruhiger im Umgang mit seinem echten Bruder. Er hat gelernt, dass seine aggressiven Gefühle normal sind und dass er sie im Spiel „ausagieren" kann, ohne seinem Bruder weh zu tun. Die destruktiven Fantasien haben ihre bedrohliche Macht verloren, weil sie im sicheren Als-Ob-Modus durchgespielt wurden.

Geschwister können sehr grausam zueinander sein, wissen aber genau, dass Eltern „Liebsein" erwarten. In Gegenwart der Eltern verstecken sie aggressives Verhalten und täuschen vor, „lieb" zu sein. Man kann dann in vielen Fällen beobachten, dass die aggressiven Phantasien und Impulse im Spiel des Kindes auftauchen.

2.2.5 Reflexiver Modus (ab 4 bis 5 Jahren)

Der reflexive Modus integriert die vorher nebeneinander existierenden Modi. Nachdenken über das eigene Selbst und das vermutete Innenleben anderer wird möglich. Unterschiedliche Perspektiven werden anerkannt, falsche Überzeugungen bei sich und anderen einbezogen. Das Kind erforscht, was Handlungen anderer bedeuten und kann lernen, eigene psychische Erfahrungen zu bestimmen und als sinnvoll zu erkennen. Diese Reflexionsfähigkeit wird möglich, wenn das Kind erfahren konnte, dass seine psychischen Zustände von Bezugspersonen gehalten und reflektiert werden. Das Kind nimmt nun den Zusammenhang zwischen innerer und äußerer Realität wahr, während es gleichzeitig anerkennt, dass sie sich unterscheiden, also weder in eins fallen (Äquivalenzmodus) noch voneinander dissoziiert werden müssen (Als-Ob-Modus).

Die Idee der Integration statt Überwindung der prämentalisierenden Modi ist ein sehr wichtiger Punkt in der Mentalisierungstheorie. Sie bedeutet folgendes:

In vielen Zusammenhängen denkt man entwicklungspsychologisch linear: Das Kind „wächst aus" primitiven Denkweisen heraus und entwickelt reifere Formen. Die Mentalisierungstheorie sieht das anders – die frühen Modi (Körpermodus, Äquivalenzmodus, Als-ob-Modus, psychische Äquivalenz) verschwinden nicht, sondern werden in die reife Mentalisierung integriert.

Was Integration bedeutet:

- **Verfügbarkeit aller Modi unter Stress:** Auch Erwachsene fallen unter extremem Stress, Trauma oder starken Emotionen in prämentalisierende Modi zurück. Das ist normal und sogar adaptiv-schützend.
- **Kreativität und Intuition:** Der Als-ob-Modus ermöglicht uns Fantasie, Kreativität, Spiel und künstlerische Erfahrungen. Ohne ihn wären wir emotional verarmt.
- **Körperliche Weisheit:** Der Körpermodus macht uns darauf aufmerksam, auf Bauchgefühl und Intuition zu hören – oft wertvolle Informationsquellen, wenn körperliches Erleben als „Ausdruck wichtiger Informationen" ernst genommen wird.

- **Spontaneität:** Die psychische Äquivalenz ermöglicht uns emotionale Unmittelbarkeit und Spontaneität.

Beispiele der Integration:

- Ein Erwachsener kann sich in einen spannenden Film „hineinversetzen" (Als-ob-Modus) und „vergisst" an einer besonders spannenden Stelle vielleicht einen Moment lang die Realität. Grundsätzlich kann er sich aber sofort wieder vergegenwärtigen, dass der Film Fiktion ist (reflexiver Modus)
- Bei Bauchschmerzen vor einem wichtigen Termin „weiß" der Körper oft mehr als der Verstand. Wenn dieser Zusammenhang schnell gedacht werden kann, integriert sich der Körpermodus in bewusste Reflexion.
- In einer Paarbeziehung können wir sowohl die emotionale Unmittelbarkeit erleben (Äquivalenz-Modus) als auch reflektiert über die Dynamik nachdenken

Die reife Mentalisierung ist also nicht das Ersetzen, sondern das flexible Wechseln zwischen und Integrieren aller Modi je nach Situation und Bedarf.

2.2.6 Weitere Entwicklung

Eine kontinuierliche Verbesserung der Reflexionsfähigkeit (RF) ist mit Erweiterung des Erfahrungshintergrunds bis ins frühe Erwachsenenalter messbar. In der Mentalisierungstheorie werden insofern heftige adoleszente Krisen nicht als normales inneres Chaos oder Triebdurchbruch verstanden, sondern als Folge früherer Entwicklungsdefizite, die sich erst jetzt unter dem Druck der Entwicklung zeigen.

Durch die Entwicklungsanforderungen der Ablösung von den Eltern, der Anpassung an die peer-group und bevorstehende Unsicherheiten in Studium und Beruf kommt es leicht zur Reaktivierung früherer Konflikte. Traumatische Belastungen aus der Kindheit werden in Szene gesetzt (im Körper-, teleologischen oder Äquivalenzmodus) oder durch Flucht aus der Realität verleugnet (im Als-Ob-Modus).

Zwar führen neurofunktionelle Veränderungen durch Geschlechtshormone und erhöhte Aktivität subkortikaler Strukturen (limbisches System) bei verzögerter Reifung präfrontaler Kontrollareale zu einem spezifischen Ungleichgewicht. Das weiter gereifte limbische System gewinnt zunächst die Oberhand über das noch nicht ausgereifte Kontrollsystem, was erhöhtes Risikoverhalten und mangelnde Reflexionsfähigkeit erklärt. Das heißt aber nicht, dass Jugendliche keine

Kontrolle haben – nur dass die Anforderungen an ihre Regulierungs- und Impuls-
kontrollfähigkeiten erhöht sind. Die reflexive Kompetenz, die der Jugendliche in
seiner Kindheit erworben hat, ist entscheidend für seine Bewältigungsmöglich-
keiten der Pubertät und Adoleszenz. Möglicherweise lassen gute Mentalisierungsfähigkeiten den präfrontalen Cortex sogar schneller wachsen.

2.2.7 Zusammenfassung

Es werden fünf Modi der Realitätswahrnehmung und drei Entwicklungsphasen
unterschieden:

**Modus 1 und 2: Phase des Erwerbs der grundlegenden Mentalisierungsfä-
higkeit**
In der ersten nachgeburtlichen Phase sind zunächst Körper und seelische Er-
fahrung nicht getrennt – der Körper ist der Träger der Affekte (Körpermodus).
Die Wahrnehmung ist allüberall-ganzheitlich, bezieht sich auf das Erleben des
Überall (Körpermodus – everywhere).

Dann entwickelt sich der zielgerichtete oder teleologische Modus der Wahrnehmung. Ab dem 9. Lebensmonat beginnen Kinder, menschliches Handeln in
diesem Modus zu verstehen. Sie können Aktionen nach ihrem Ergebnis unterscheiden und eine Urheberschaft wahrnehmen. Die Wahrnehmung bezieht sich
auf das von außen nach innen in die Verarbeitung Kommende (teleologischer
Modus – Outside-in).

Mit der Integration dieser beiden Modi ist die grundlegende Mentalisierungsfähigkeit erworben, nämlich den anderen und die eigene Person als Wesen mit
geistig-seelischen Zuständen betrachten zu können.

**Modus 3 und 4: Phase des Spielens mit der Realität – des (Nach-)Denkens
über mentale Prozesse**
Dann beginnt die Phase des „Playing with reality" (1 ½ – 4 Jahre), in der es um
die Integration der parallelen Modi des Äquivalenzmodus und Als-Ob-Modus
geht.

Im Äquivalenzmodus richtet sich die Wahrnehmung darauf, was innen entsteht
und im Außen ein Äquivalent hat oder eben nicht (Äquivalenzmodus – Inside-
out).

Im Als-Ob-Modus liegt die Wahrnehmung beim Fokus innerhalb des Mentalen
(Als-Ob-Modus – within).

Aus der grundlegenden Mentalisierungsfähigkeit, hinter Verhalten seelische Zustände zu vermuten, entwickelt sich in dieser Phase die weitergehende Fähigkeit, die vermuteten mentalen Zustände selbst wieder zum Gegenstand des (Nach-) Denkens zu machen.

Modus 5: Die reflexive Phase und Integration aller Modi

Alle vier vorhergehenden Modi werden prämentalisierende Modi genannt, da die volle Integration erst auf der Stufe des reflektierenden Modus erfolgt. Diese Integration impliziert die Fähigkeit zum Denken über das Denken, also zur Metakognition beziehungsweise zum Prozess zweiter Ordnung. Diese Stufe ist mit etwa vier Jahren erreicht.

Insbesondere wird mit der Integration des Als-Ob- und des Äquivalenzmodus eine neue Erlebensweise der eigenen Gedanken- und Gefühlswelt möglich – das Erleben im reflektierenden Modus (ab 4/5 Jahre). Im Falle einer gesunden und ungestörten Entwicklung bleibt die reflexive Funktion lebenslang erhalten. Langandauernde Belastungen, Traumata, Krankheiten und Unfälle können jedoch Einbrüche und Veränderungen bewirken.

Praktische Grundlagen

Die mentalisierungsbasierte Therapie (MBT) wurde ursprünglich entwickelt zur Behandlung der Borderline-Persönlichkeitsstörung. Heute wird sie mit erweiterter Indikation bei Menschen mit komplexen affektiven Störungen eingesetzt, die mit erheblichen zwischenmenschlichen Problemen und Konflikten einhergehen – vor allem bei Borderline-Persönlichkeitsstörungen oder Traumafolgeerkrankungen. Bei Borderline-Störungen hat sich MBT weltweit als wissenschaftlich fundierte Behandlungsmethode durchgesetzt und weist neben der Dialektisch-Behavioralen Therapie (DBT) die stärkste Evidenz auf. Für Traumafolgestörungen ist die Forschungslage jedoch noch uneinheitlich. Die Cochrane-Datenbank zeigt schwache Belege für traumafokussierte Verhaltenstherapie und EMDR. Wampolds Metaanalysen zeigen, dass spezielle traumaorientierte Behandlungen nicht wirksamer sind als allgemeine Psychotherapieansätze, die das Trauma nicht bewusst ausklammern und grundlegende therapeutische Prinzipien befolgen. Modifizierte MBT-Varianten für Traumafolgestörungen und antisoziale Persönlichkeitsstörungen werden derzeit noch entwickelt oder erforscht (vgl. Brockmann et al. 2023). Bateman und Fonagy (2019) haben die bisherigen Entwicklungen und Anwendungen des Mentalisierungsansatzes in einem Herausgeber-Handbuch zusammengestellt.

Unabhängig von der spezifischen Diagnose eignet sich Mentalisieren in der Psychotherapie und Beratung für:

- Menschen mit strukturellen Defiziten und/oder Persönlichkeitsstörungen, da ein niedriges Strukturniveau oft mit Schwächen in der Mentalisierungsfähigkeit verbunden ist.
- Personen mit Schwierigkeiten in der Affektregulation, die mit Mentalisierungsdefiziten zusammenhängen, und bei denen eine Verbesserung der men-

M.-L. Althoff, *Das 1x1 des Mentalisierens,* essentials, https://doi.org/10.1007/978-3-662-72101-8_3

talisierten Affektivität als psychischer Puffer zwischen Erleben und Verhalten wirken soll.

- Menschen, deren momentane Mentalisierungsfähigkeit durch eine aktuelle Krise oder therapeutische Regression beeinträchtigt ist.

3.1 Wie erkennt man die Modi der Realitätswahrnehmung in der Therapie?

Die verschiedenen Mentalisierungsmodi lassen sich in der klinischen und beraterischen Praxis durch spezifische Merkmale in Denken, Verhalten und emotionalen Reaktionen erkennen. Als Faustregel: Diese Merkmale sind analog zu den Merkmalen der entsprechenden Entwicklungsphasen zu identifizieren.

Der Mentalisierungsansatz schlägt eine Heuristik vor, die dabei helfen soll zu erkennen, wann Individuen in ihrer Mentalisierungsfähigkeit eingeschränkt erscheinen; diese Modi des Erlebens von Subjektivität spiegeln ineffektive Mentalisierung wider, die entwicklungsgeschichtlich der Fähigkeit zur vollständigen Mentalisierung vorausgeht (vgl. Luyten et al. 2020).

3.1.1 Körpermodus

In diesem Modus wird nur die Körpersensation, z. B. der Schmerz, das Zittern, die Krankheit erlebt. Es gibt automatische Reaktionen wie der Griff zu Medikamenten, der Anruf beim Arzt, die Krankschreibung. Es gibt wenig bis kaum Reflexion. Die fehlende Verbindung von Körper und Psyche kann eine außenstehende Person oft schwer verständlich machen. Unmentalisierte Körperzustände spielen letztlich bei allen psychischen und psychosomatischen Störungen eine mehr oder weniger große Rolle.

Hier ist ein Beispiel für den Körpermodus: Lucy, 34 Jahre, kommt in die Praxis und berichtet von starken Kopfschmerzen, die seit Wochen anhalten. Sie beschreibt sehr detailliert die Schmerzqualität, die Lokalisation und wie sie sich über den Tag verändert. Ihre automatische Reaktion: Sie nimmt täglich mehrere

Schmerzmedikamente, war bereits bei drei verschiedenen Ärzten und hat sich mehrfach krankschreiben lassen. Eine Ärztin hat Lucy Psychotherapie empfohlen. Auf die Frage, was in ihrem Leben gerade so passiere, wirkt sie irritiert: „Das hat doch nichts mit meinen Kopfschmerzen zu tun." Sie erwähnt beiläufig, dass ihr Mann vor einem Monat ausgezogen sei und sie seitdem allein mit zwei kleinen Kindern sei, aber das sei „ein anderes Thema".

Lucy kann nicht reflektieren oder empfinden, dass ihre Kopfschmerzen möglicherweise mit dem emotionalen Stress der Trennung zusammenhängen könnten. Für sie existieren nur der körperliche Schmerz und die automatischen Bewältigungsversuche (Medikamente, Arztbesuche). Die Vorstellung, dass Körper und Psyche miteinander verbunden sein könnten, ist für sie in diesem Moment nicht zugänglich – daher wirkt es auf Außenstehende oft unverständlich, warum sie die offensichtlichen Zusammenhänge nicht sieht.

3.1.2 Teleologischer Modus

In diesem Modus werden nur reales, beobachtbares zielgerichtetes Verhalten und objektiv erkennbare Ereignisse anerkannt, die diese Ziele potenziell einschränken können; dieser Modus spiegelt extreme Außenfokussierung und momentanen Verlust kontrollierter Mentalisierung wider. Man erkennt diesen Modus bei Patienten daran, dass ihr Fokus nur auf sichtbare Handlungen und deren Ergebnisse gerichtet ist, innere Zustände werden ignoriert oder als irrelevant betrachtet. Die Person kann nicht berücksichtigen, dass Verhalten unterschiedlich interpretiert werden kann oder äußere Umstände des Gegenübers eine Rolle spielen.

Folgendes Beispiel charakterisiert den teleologischen Modus: Thomas, 28 Jahre, ist verzweifelt, weil seine Freundin Sarah ihm nicht zum Geburtstag das teure Parfum gekauft hat, das er sich gewünscht hatte. Stattdessen hat sie ihm ein selbstgemachtes Fotoalbum mit gemeinsamen Erinnerungen geschenkt.

Teleologische Denkweise von Thomas:

- „Wenn sie mich wirklich lieben würde, hätte sie mir das Parfum für 150 € gekauft."
- „Sie hat nur 20 € für Fotodruck ausgegeben – das zeigt, wie wenig ich ihr wert bin."
- „Meine Ex hat mir damals eine teure Uhr geschenkt, die liebte mich wenigstens richtig."

Was Thomas nicht berücksichtigen kann:

- Sarahs finanzielle Situation (sie ist gerade Studentin)
- Die Zeit und Mühe, die sie in das persönliche Geschenk investiert hat
- Ihre Art, Zuneigung durch Aufmerksamkeit und gemeinsame Zeit zu zeigen
- Seine eigenen Ängste vor Zurückweisung, die hinter dieser Bewertung stehen

Typisch teleologisch ist, dass Thomas sich ausschließlich auf das beobachtbare Verhalten (Geldausgabe) als einzigen „Beweis" für Liebe fokussiert. Innere Motivationen, Umstände oder alternative Ausdrucksformen von Zuneigung existieren für ihn in diesem Moment nicht. Nur das, was er sehen und messen kann (Preis des Geschenks), gilt als „real" und aussagekräftig. Diese extreme Außenfokussierung führt dazu, dass er die Beziehung gefährdet, obwohl Sarah ihn durchaus liebt – nur eben anders, als er es „messen" beziehungsweise verstehen kann.

3.1.3 Äquivalenzmodus

In diesem Funktionsmodus werden Gedanken und Gefühle zu real. Das Individuum kann keine anderen Perspektiven als die eigene berücksichtigen und glaubt, dass die eigene Perspektive die einzig mögliche ist; dieser Modus spiegelt die Dominanz des Selbst über den anderen, des Äußeren über das Innere und der Emotion über die Kognition wider. Man erkennt das Vorherrschen dieses Modus daran, dass die innere Realität mit der äußeren Realität gleichgesetzt wird. Es gibt für die betreffende Person keine Unterscheidung zwischen Gedanken/Gefühlen und Fakten, und es wird in der Regel eine hohe emotionale Intensität deutlich. „Ich bin sicher, dass alle denken, ich bin dumm" – die Person erlebt diese Befürchtung als absolute Wahrheit, nicht als mögliche Verzerrung ihrer Wahrnehmung.

Dazu ein ausführliches Beispiel einer Jugendlichen: Lena, 16 Jahre, kommt nach der Schule nach Hause und ist völlig aufgelöst. In der Pause hat sie gehört, wie zwei Mitschülerinnen u. a. den Namen einer Person, den sie nicht verstanden hat, genannt und gelacht haben – sie ist überzeugt, dass sie über sie gelacht haben. Psychischer Äquivalenzmodus bei Lena:

- „Alle in der Klasse denken, ich bin hässlich und peinlich – das ist einfach so!"
- „Ich werde nie Freunde haben, weil ich so anders bin."
- „Morgen werden alle über mich reden und mich auslachen."

Typische Merkmale:

- Gedanken = Realität: Lenas Befürchtungen sind für sie absolute Wahrheit, keine Möglichkeit unter vielen
- Keine anderen Perspektiven: Sie kann nicht in Betracht ziehen, dass die Mitschülerinnen vielleicht über jemand anderes oder über etwas ganz anderes gelacht haben
- Emotionale Überwältigung: Die Angst ist so intensiv, dass rationales Denken unmöglich wird
- Generalisierung: Aus einem Moment wird eine absolute Vorhersage für die Zukunft

Was Lena nicht berücksichtigen kann:

- Die Mitschülerinnen haben möglicherweise über einen Witz gelacht
- Ihre Freundin Anna zeigt regelmäßig, dass sie sie mag
- Andere Erklärungen für das Lachen sind möglich
- Ihre Ängste könnten durch Stress zu Hause verstärkt sein

Typische Konsequenz: Lena will am nächsten Tag nicht zur Schule gehen, weil für sie feststeht, dass die „Katastrophe" eintreten wird. Ihre innere Realität (Angst vor Ablehnung) ist mit der äußeren Realität (was tatsächlich passiert ist) vollständig verschmolzen.

3.1.4 Als-Ob-Modus

Hier werden Gedanken und Gefühle von der Realität abgetrennt (sogenannte Hypermentalisierung oder Pseudomentalisierung), und das Individuum verstrickt sich in endlose kognitive oder affektiv überwältigende Narrative, die keine Verbindung zur Realität haben und im Extremfall zu Gefühlen der Derealisation und Dissoziation führen; dieser Modus ist gekennzeichnet durch die Dominanz der expliziten Mentalisierung über die implizite Mentalisierung (vgl. Abschn. 4.1.), inadäquate Innenfokussierung, schlechtes Überzeugung-Wunsch-Denken und Vulnerabilität für Verschmelzung mit anderen. Patienten im Als-Ob-Modus erkennt man oft an ihrer Über-Intellektualisierung, emotionalen Distanz, Sprechen über Gefühle ohne sie wirklich zu spüren. Alltagssprachlich formuliert: Im Als-Ob-Modus läuft das bewusste Analysieren auf Hochtouren, während die intuitive, emotionale Ebene und die Realität abgeschnitten sind.

Folgendes Beispiel veranschaulicht den Als-Ob-Modus: Dr. Martin, 42 Jahre, Psychologe, sitzt in der Therapiestunde und spricht über seine Beziehungsprobleme. Seine Stimme ist monoton, fast wie in einer Vorlesung.

Als-Ob-Modus bei Martin: „Ich analysiere meine Bindungsmuster und erkenne deutlich die Auswirkungen meiner frühen Objektbeziehungen. Meine Mutter war emotional nicht verfügbar – klassische narzisstische Züge, würde ich diagnostizieren. Das führte zu meinem Vermeidungsverhalten in intimen Beziehungen. Interessant ist auch die Wiederholung des Musters mit drei aufeinanderfolgenden Partnerinnen. Ich kann die Dynamik klar erkennen…".

Typische Merkmale:

- Hyperintellektualisierung: Fachsprache statt emotionaler Sprache
- Emotionale Abspaltung: Spricht über schmerzhafte Erfahrungen wie über Fallstudien
- Endlose Narrative: Verliert sich in theoretischen Konstrukten ohne Realitätsbezug
- Fehlende Körperverbindung: Keine Tränen, kein Zittern, keine körperlichen Reaktionen
- Therapeutische „Langeweile" in der Gegenübertragung: Die Therapeutin fühlt sich seltsam unberührt und distanziert

Was fehlt:

- Echte Trauer über die verlorene Kindheit
- Wut auf die Mutter
- Angst vor Nähe in aktuellen Beziehungen
- Verbindung zwischen „Kopf" und „Herz"

Therapeutin innerlich: „Er redet seit 30 min über tiefe Verletzungen, aber ich fühle nichts. Es ist, als würde er eine Dissertation vorlesen. Wo ist der Mensch hinter all diesen Theorien?".

Das Paradox: Martin „weiß" alles über sich, aber fühlt nichts – die Erkenntnis bleibt von der emotionalen Realität abgetrennt.

3.1.5 Gemeinsame Kennzeichen der prämentalisierenden Modi

Allen prämentalisierenden Modi ist gemeinsam, dass sie Druck erzeugen: Unmentalisierte Aspekte des Selbst müssen nach außen verlagert werden, denn diese sogenannten „Fremde-Selbst-Anteile" (aspects of the alien self) können nicht als Teil des eigenen Selbst integriert werden.

Die Externalisierung äußert sich auf verschiedene Weise: Betroffene versuchen, andere Menschen zu kontrollieren oder zu dominieren. Sie greifen im teleologischen Modus zu selbstverletzendem Verhalten, Substanzmissbrauch oder Suiziddrohungen – immer in der Hoffnung, dass diese Handlungen die innere Spannung und Erregung lindern.

Ein besonders problematisches Muster ist die Reviktimisierung: Menschen mit unverarbeiteten Missbrauchs- oder Vernachlässigungserfahrungen geraten wiederholt in ähnliche Situationen. Auch dies ist eine Form der Externalisierung – ein unbewusster Versuch, die unmentalisierte Vergangenheit in der Gegenwart zu bewältigen (vgl. Luyten & Fonagy 2019).

Last but not least: Die Modi können schnell wechseln und in verschiedenen Situationen unterschiedlich stark aktiviert werden. Therapeutisch ist es wichtig, den aktuell die Kommunikation erschwerenden beziehungsweise einschränkenden Modus zu erkennen, um angemessen intervenieren zu können.

3.1.6 Reflexiver Modus

Liegt der reflexive Modus vor, erkennt man das an der Integration von Gedanken und Gefühlen, Bewusstsein für die Subjektivität der eigenen Wahrnehmung sowie der Neugier auf eigene innere Zustände und auf die Verfassung des Gegenübers.

Hier ist ein Beispiel für den reflexiven Modus bei einem 5-jährigen Kind: Emma, 5 Jahre, spielt mit ihrem Freund Max im Kindergarten. Max nimmt ihr das Puzzle weg, an dem sie gerade arbeitet. Emmas erste Reaktion ist Wut, aber dann hält sie inne.

Reflexiver Modus bei Emma: Emma sagt zu ihrer Erzieherin: „Ich bin erst böse auf Max geworden, weil er mein Puzzle genommen hat. Aber dann habe ich gedacht, vielleicht ist er auch traurig, weil seine Mama heute nicht da war zum Abholen. Meine Mama sagt immer, manchmal sind Leute gemein, wenn sie sich schlecht fühlen."

Typische Merkmale des reflexiven Modus (altersangemessen):

- Bewusstsein für eigene Gefühle: „Ich bin wütend geworden"
- Reflexion über Ursachen: „...aber dann habe ich gedacht"
- Perspektivenübernahme: „vielleicht ist er auch traurig"
- Verständnis für Zusammenhänge: „manchmal sind Leute gemein, wenn sie sich schlecht fühlen"
- Neugier statt Reaktion: Sie möchte wissen, was los ist, anstatt sofort zurückzuschlagen

Emmas Lösung: „Soll ich Max fragen, ob er traurig ist? Dann können wir das Puzzle zusammen machen." Die Erzieherin ermutigt sie dazu.

Bemerkenswert: Obwohl Emma erst 5 Jahre alt ist, kann sie ihre eigenen Emotionen wahrnehmen, über mögliche Ursachen für Max' Verhalten nachdenken und eine konstruktive Lösung finden. Das zeigt eine frühe und bereits gut entwickelte Mentalisierungsfähigkeit.

3.2 Wie geht man bei bestimmten Modi methodisch vor?

Ist es in der therapeutischen/beraterischen Praxis gelungen, den aktuell wichtigsten Mentalisierungsmodus zu erkennen durch spezifische Merkmale in Denken, Verhalten und emotionalen Reaktionen, dann muss die passende Interventionsstrategie angewendet werden. Wie im Abschn. 3.1. gilt auch hier sinngemäß die Faustregel: Die Interventionen sind analog zu den Interventionen der Bezugspersonen in den entsprechenden Entwicklungsphasen zu wählen.

Basierend auf der Mentalisierungstheorie nach Fonagy und Bateman sind den verschiedenen Modi spezifische therapeutische Interventionsstrategien zugeordnet.

3.2.1 Körpermodus

Interventionstypen bei Vorliegen des Körpermodus:

- Körperliche Empfindungen klarifizieren
- Emotionale Validierung aussprechen
- Affektdifferenzierung in Form von markierter Spiegelung (Achtung: Von Patientenseite muss initial ein Affektausdruck gezeigt worden sein) geben
- als „Container" für schwer aushaltbare Affekte fungieren
- sowie Vertrauen, Sicherheit, Empathie, Unterstützung vermitteln

Dazu ein Beispiel einer therapeutischen Sitzung mit einer Patientin im Körpermodus: Anna, 29 Jahre, sitzt zusammengekauert im Sessel, hält sich den Bauch und atmet flach. Sie berichtet von starken Magenschmerzen seit drei Tagen.

Patientin Anna: „Die Schmerzen werden immer schlimmer... ich kann kaum noch essen. Gestern war ich schon beim Arzt, aber der hat nichts gefunden. Vielleicht brauche ich stärkere Medikamente...".

Eine Liste infrage kommender therapeutischer Interventionen:

1. Körperliche Empfindungen klarifizieren: Therapeut fragt: „Anna, können Sie mir genauer beschreiben, wie sich die Schmerzen anfühlen? Ist es eher ein Stechen, ein Brennen oder ein Druck?"
2. Emotionale Validierung: Therapeut: „Ich merke, wie sehr Sie diese Schmerzen belasten. Es muss sehr beunruhigend sein, wenn der Körper so reagiert und man nicht weiß, was los ist."
3. Als Container fungieren: Anna: (beginnt zu weinen) „Ich halte das nicht mehr aus... alles tut weh..." Therapeut: (ruhig, präsent) „Ich bin hier. Wir schauen zusammen, was helfen kann. Ich habe eine Frage/Idee dazu ...."
4. Affektdifferenzierung durch markierte Spiegelung: Anna zeigt Angst in Gesicht und Körperhaltung. Therapeut mit leichter Markierung: „Oh je. Ich habe den Eindruck, dass Sie nicht nur Schmerzen haben – da ist bestimmt auch viel Angst. Fragen Sie sich vielleicht: ‚Was ist, wenn es etwas Schlimmes ist?'"
5. Vertrauen und Sicherheit vermitteln: Therapeut: „Anna, wir werden das Schritt für Schritt durchgehen. Vielleicht ist etwas zu tun. Vielleicht ist es aber auch zugleich so, wie ich und Ihre Ärztin es schon mal angedeutet haben, dass Ihr Körper und Ihre Gefühle etwas zum Ausdruck bringen."

Ergebnis im besten Fall: Anna entspannt sich leicht, die Atmung wird tiefer. Erste Verbindung zwischen körperlichem Erleben und emotionalem Zustand wird möglich. In den meisten Fällen entsteht diese Verbindung jedoch nicht im ersten Anlauf. Das Ziel der therapeutischen Bemühungen ist nicht die kognitive Analyse, sondern die Stabilisierung über die Beziehung und auf längere Sicht die Integration der körperlichen Erfahrung als wichtige Informationsquelle.

3.2.2 Teleologischer Modus

Interventionstypen bei Vorliegen des teleologischen Modus:

- Neugieriges Nachfragen nach inneren Zuständen, die Handlungen zugrunde liegen könnten „Was könnte sie/ihn bewogen haben, so zu handeln?"
- Entwicklung und Zur-Verfügung-Stellen von Hypothesen über mentale Zustände
- Fokus auf die Bedeutung von Handlungen statt nur auf deren Ergebnisse richten
- Eine Haltung von Pluralität vor Objektivität einnehmen
- Perspektivwechsel anregen
- Logisch-nüchtern-sachlich argumentieren, gegebenenfalls einen sokratischen Dialog führen
- Generalisierungen infrage stellen

Das folgende Beispiel beschreibt eine therapeutische Sitzung mit einem Patienten im teleologischen Modus: Marius, 35 Jahre, ist wütend, weil seine Kollegin ihm nicht bei einem wichtigen Projekt geholfen hat.

Patient (Marius): „Sandra hat mir überhaupt nicht geholfen! Sie ist einfach pünktlich um 17 Uhr gegangen, obwohl sie gesehen hat, dass ich noch arbeite. Das beweist, dass sie mich sabotieren will. So jemand ist einfach ein schlechter Mensch."

Eine Liste infrage kommender therapeutischer Interventionen:

1. Neugieriges Nachfragen nach inneren Zuständen: Therapeut: „Was könnte Sandra dazu bewogen haben, pünktlich zu gehen? Was ging vielleicht in ihr vor?"
2. Entwicklung von Hypothesen über mentale Zustände: Therapeut: „Könnte es sein, dass Sandra vielleicht selbst unter Druck stand? Oder dass sie dachte, Sie schaffen das alleine?"

3. Fokus auf Bedeutung statt nur Ergebnisse: Therapeut: „Sie sehen das Weggehen als Beweis für Sabotage. Aber könnte das Weggehen auch andere Bedeutungen haben?"

4. Haltung von Pluralität vor Objektivität: Therapeut: „Es gibt verschiedene mögliche Erklärungen für Sandras Verhalten. Welche könnten das noch sein?"

5. Perspektivwechsel anregen: Therapeut: „Wenn Sie in Sandras Situation wären – mit zwei kleinen Kindern zu Hause – wie hätten Sie sich verhalten?"

6. Logisch-sachlich argumentieren: Therapeut: „Sie sagen, Sandra will Sie sabotieren. Aber erinnern Sie sich an letzte Woche, als sie Ihnen mit der Präsentation geholfen hat? Wie passt das zu Ihrer Theorie?"

7. Generalisierungen infrage stellen: Marius: „So jemand ist einfach ein schlechter Mensch." Therapeut: „Ein schlechter Mensch – immer und in allen Situationen? Oder könnte es sein, dass sie in diesem einen Moment anders gehandelt hat, als Sie es sich gewünscht hätten?"

Ergebnis könnte sein: Marius beginnt zögernd, andere Möglichkeiten in Betracht zu ziehen: „Na ja… sie hat sogar drei Kinder… vielleicht musste sie wirklich nach Hause…".

Hier ist noch ein zweites Beispiel für Interventionen im teleologischen Modus bei einem 10-jährigen Patienten: Jonas, 10 Jahre, erzählt wütend: „Meine Lehrerin mag mich nicht! Sie hat mir heute keine Aufkleber gegeben, obwohl ich meine Hausaufgaben gemacht habe. Aber der Tim hat welche bekommen. Sie ist gemein zu mir!".

Auswahl infrage kommender therapeutischer Interventionen:

1. Neugieriges Nachfragen nach inneren Zuständen: „Das klingt wirklich ärgerlich für dich. Was denkst du denn, warum deine Lehrerin dem Tim Aufkleber gegeben hat?" oder „Hm, was könnte in deiner Lehrerin vorgegangen sein, als sie die Aufkleber verteilt hat?"

2. Entwicklung von Hypothesen über mentale Zustände: „Vielleicht hatte sie einen Grund, den wir noch nicht kennen? Was könnte sie gedacht oder gefühlt haben?" oder „Könnte es sein, dass sie gar nicht daran gedacht hat, dass du dich ungerecht behandelt fühlst?"

3. Fokus auf Bedeutung statt nur auf Handlungen: „Du sagst, sie mag dich nicht, weil sie dir keine Aufkleber gegeben hat. Gibt es auch andere Sachen, die zeigen könnten, wie sie zu dir steht?" oder „Was hat sie denn gesagt, als du deine Hausaufgaben abgegeben hast?"

4. Kindgerechte Exploration/Anregung von Perspektivwechsel: „Stell dir vor, du wärst die Lehrerin – was würdest du in deinem Kopf denken, wenn du Aufkleber verteilst?" oder „Manchmal machen Erwachsene Sachen, ohne dabei zu merken, wie Kinder sich fühlen. Könnte das hier auch so sein?"

Ergebnis könnte sein, dass Jonas beginnt, über die reine Handlung (keine Aufkleber = mag mich nicht) hinauszudenken und verschiedene mentale Zustände und Intentionen zu erkunden.

3.2.3 Äquivalenzmodus

Interventionstypen bei Vorliegen des Äquivalenzmodus:

- Affektfokus und Affektregulation vor kognitiver Arbeit
- Emotionale Validierung durch markierte Spiegelung
- Stoppen des Katastrophisierens bei hoher emotionaler Erregung und Realitätsprüfung
- Perspektivenerweiterung durch vorsichtige Infragestellung absoluter Überzeugungen
- Einführung alternativer Sichtweisen: „Es könnte auch sein, dass…"

Hier ist ein konkretes Beispiel für Interventionen im Äquivalenzmodus bei einem katastrophisierenden Ehepaar: Ein Ehepaar kommt aufgelöst in die Therapie. Die Frau sagt: „Unsere Ehe ist vorbei! Er hat gestern Abend nicht auf meine Nachricht geantwortet – er liebt mich nicht mehr!" Der Mann ergänzt: „Sie vertraut mir überhaupt nicht. Das wird nie mehr gut. Wir sollten uns scheiden lassen."
Eine Liste infrage kommender therapeutischer Interventionen:

1. Affektfokus und Affektregulation vor kognitiver Arbeit: Therapeut: „Ich sehe, Sie sind beide sehr aufgewühlt. Lassen Sie uns erst einmal tief durchatmen. Können Sie beide spüren, wo Sie diese Aufregung in Ihrem Körper fühlen?"
2. Emotionale Validierung durch markierte Spiegelung: Therapeut zur Frau: „Ich sehe die Angst in Ihren Augen – als würden Sie denken: ‚Wenn er nicht antwortet, bedeutet das, dass ich ihm nicht wichtig bin.'" Therapeut zum Mann: „Und Sie wirken frustriert und hilflos, als würden Sie sich fragen: ‚Was muss ich denn noch tun, damit sie mir vertraut?'"

3. Stoppen des Katastrophisierens und Realitätsprüfung: Therapeut: „Stopp. Lassen Sie uns einen Moment innehalten. Sie sprechen beide davon, dass die Ehe vorbei ist. Aber Sie sitzen hier zusammen und kämpfen um Ihre Beziehung. Was sagt das über Ihre Gefühle füreinander *heute* aus?" oder „Ich merke, wenn wir über die Zukunft sprechen, werden Sie beide noch aufgeregter. Lassen Sie uns zunächst beim Hier und Jetzt bleiben."

4. Perspektivenerweiterung durch vorsichtige Infragestellung: Therapeut zur Frau: „Sie sind überzeugt, dass die fehlende Antwort bedeutet, er liebt Sie nicht mehr. Können Sie sich vorstellen, dass es auch andere mögliche Gründe geben könnte?"

5. Einführung alternativer Sichtweisen: Therapeut: „Es könnte auch sein, dass Ihr Mann gestern Abend abgelenkt war oder das Handy nicht gehört hat. Es könnte sein, dass er Sie sehr liebt, aber mit Stress bei der Arbeit beschäftigt war."

6. Weitere Realitätsprüfung: Therapeut zum Mann: „Sie sagen, sie vertraut Ihnen ‚überhaupt nicht'. Gab es in letzter Zeit auch Momente, in denen sie Ihnen vertraut hat?"

7. Gemeinsame Perspektivenerweiterung mit Realitätsprüfung: Therapeut: „Sie beide lieben sich und haben Angst, den anderen zu verlieren. Ich frage mich, ob diese Angst Sie beide zu schnellen Schlussfolgerungen bringt?" oder „Sie sind heute hierhergekommen – gemeinsam. Was sagt das über Ihre Bereitschaft aus, an der Beziehung zu arbeiten?"

Als Sitzungsergebnis könnte sich einstellen, dass das Paar sich allmählich beruhigt und erste alternative Erklärungen für das Verhalten des anderen in Betracht ziehen kann, d. h. wieder zu mentalisieren beginnt. Damit wäre das Ziel erreicht, die absolute Gleichsetzung von Gefühlen mit Realität aufzuweichen und Raum für alternative Perspektiven zu schaffen.

3.2.4 Als-Ob-Modus

Interventionstypen bei Vorliegen des Als-Ob-Modus:

- Emotionale Aktivierung und Integration
- Verbindung von Gedanken mit Gefühlen: „Wie fühlt sich das für Sie an, wenn Sie das sagen?"
- Fokus auf unmittelbare emotionale Reaktionen
- Challenge-Intervention, die darauf abzielt, innere und äußere Realität zusammenzuführen

Als konkretes Beispiel für Interventionen im Als-Ob-Modus habe ich eine Therapiegruppensituation gewählt: In einer Gruppentherapie-Sitzung erzählt Michael sehr distanziert und analytisch über seine Kindheit: „Ja, also mein Vater war alkoholkrank und hat mich oft geschlagen. Das ist natürlich ein typisches Trauma-Muster, das zu Bindungsstörungen führt. Ich habe dazu viel gelesen..." Die anderen Gruppenmitglieder nicken verständnisvoll, aber alle bleiben emotional völlig unbeteiligt.

Eine Liste infrage kommender therapeutischer Interventionen:

1. Therapeutische Intervention – Emotionale Aktivierung und Integration: Therapeut: „Michael, Sie sprechen über diese schrecklichen Erfahrungen, als würden Sie einen Fachartikel vorlesen. Was würde passieren, wenn Sie aufhören würden zu erklären und stattdessen fühlen würden, was damals war?"
2. Verbindung von Gedanken mit Gefühlen: Therapeut: „Michael, Sie erklären das sehr gut. Wie fühlt es sich für Sie an, wenn Sie das hier erzählen?" oder „Ich höre viele Worte über Trauma, aber ich spüre Sie gerade gar nicht. Wo sind Sie emotional?"
3. Fokus auf unmittelbare emotionale Reaktionen: „Was passiert in Ihrem Bauch, wenn Sie das Wort ‚geschlagen' aussprechen?" oder an die Gruppe: „Wie geht es Ihnen, während Michael erzählt? Ich merke, es ist sehr still geworden hier."
4. Arbeit mit der Gruppenübertragung: „Michael, Sie sprechen über Ihren Vater, als wären Sie ein Lehrbuch. Haben Sie Angst, dass wir Sie nicht aushalten können, wenn Sie wirklich zeigen, was das mit Ihnen gemacht hat?" oder „Die Gruppe ist sehr ‚verständnisvoll' - aber ich frage mich, ob das nicht auch ein Schutz ist. Vor was schützen wir uns alle gerade?"
5. Emotionale Aktivierung durch die Gruppe: „Sarah, Sie haben auch einen alkoholkranken Vater – was macht Michaels Geschichte mit Ihnen?" oder „Kann jemand Michael sagen, was er oder sie fühlt, statt nur zu verstehen?"
6. Challenge-Intervention: Therapeut: „Michael, ich habe eine Vermutung: Sie verstecken sich hinter all diesen klugen Worten vor uns – und vor sich selbst. Was würde passieren, wenn Sie uns den kleinen Jungen zeigen würden, der geschlagen wurde? Haben Sie Angst, dass wir dann weglaufen?" oder „Sie reden über Ihre Kindheit, als wäre es einem anderen passiert. Wann haben Sie aufgehört, der kleine Michael zu sein, und sind zum Therapeuten Ihres eigenen Lebens geworden?" oder „Ich sehe einen sehr schlauen Mann, der alles über Trauma weiß – aber ich vermisse den Menschen, dem das alles passiert ist. Wo ist er?" oder „Sie analysieren Ihre Kindheit perfekt. Aber wenn Ihr Vater jetzt hier wäre – was würden Sie ihm sagen? Nicht der Experte Michael, sondern das Kind, das geschlagen wurde?"

Es würde sich dann herausstellen, ob das Ziel dieser Interventionen, die emotionale Abspaltung zu durchbrechen und echte gefühlsmäßige Verbindung sowohl zu sich selbst als auch zu den anderen Gruppenmitgliedern herzustellen, erreicht werden kann.

3.2.5   Reflexiver Modus

Interventionstypen bei Vorliegen des reflexiven Modus:

- Validierung mentalisierender Momente
- Ausbau auf bestehender Mentalisierungsfähigkeit
- Komplexere Explorationen ermöglichen
- Übung in sozialer Kognition
- Basismentalisieren und -balancieren (vgl. Abschn. 4.1.)
- Ggf. Arbeit mit der Übertragung (TP) oder in der Übertragung (AP)

Hier ist ein konkretes Beispiel für Interventionen im reflexiven Modus bei einem jungen Mann: Simon, 24 Jahre, Student, erzählt: „Ich war letzte Woche richtig sauer auf meinen Mitbewohner, weil er wieder das Geschirr stehen gelassen hat. Aber dann habe ich gemerkt, dass ich eigentlich gestresst war wegen der anstehenden Prüfung und meine Wut vielleicht gar nicht nur wegen dem Geschirr war. Ich habe dann mit ihm geredet, aber ich frage mich, ob ich manchmal zu schnell explodiere, wenn ich unter Druck stehe."
Eine Liste infrage kommender therapeutischer Interventionen:

1. **Validierung mentalisierender Momente:** „Das ist eine wirklich wichtige Beobachtung, die Sie da gemacht haben. Sie haben gemerkt, dass Ihre Wut vielleicht mehrere Quellen hatte." oder „Es ist beeindruckend, wie Sie innegehalten und überlegt haben, was wirklich in Ihnen vorging."
2. **Ausbau auf bestehender Mentalisierungsfähigkeit:** „Sie sagen, Sie fragen sich, ob Sie unter Druck schneller explodieren. Was haben Sie denn bisher an sich in stressigen Situationen beobachtet?" oder „Wie war das Gespräch mit Ihrem Mitbewohner dann? Was hat sich verändert, nachdem Sie Ihre eigenen Gefühle besser verstanden hatten?"
3. **Komplexere Explorationen ermöglichen:** „Interessant ist auch, dass Sie zuerst die Wut gespürt haben und dann erst gemerkt haben, dass da noch der Prüfungsstress war. Wie ist das normalerweise bei Ihnen – welche Gefühle nehmen Sie zuerst wahr?" oder „Was denken Sie, was in Ihrem Mitbewohner vorgegangen sein könnte, als Sie das Gespräch geführt haben?"

4. **Übung in sozialer Kognition:** „Wie könnten Sie in Zukunft früher merken, dass Stress Ihre Reaktionen beeinflusst?"

5. **Basismentalisieren und -balancieren:** „Sie reflektieren sehr gut über sich selbst. Können Sie diese Fähigkeit auch nutzen, um Ihren Mitbewohner zu verstehen, warum hat er vielleicht das Geschirr stehen gelassen?" Wechsel von der Dimension „Selbst" zu „Andere" (vgl. Abschn. 4.1.)

6. **Deutungen:** Im reflexiven Modus sind Deutungen durchaus möglich und oft sehr hilfreich, da der Patient bereits über ausreichende Mentalisierungsfähigkeit verfügt, um komplexere Interpretationen zu verarbeiten. Er ist im reflexiven Modus bereits neugierig auf sein Innenleben und kann zwischen verschiedenen Perspektiven wechseln. Er kann Deutungen als Hypothesen betrachten, nicht als absolute Wahrheiten.

Hier einige Beispiele für Deutungen:

- **Übertragungsdeutung:** „Mir fällt auf, dass Sie sehr selbstkritisch fragen, ob Sie ‚zu schnell explodieren'. Ich frage mich, ob Sie vielleicht befürchten, dass auch ich Sie verurteilen könnte, wenn Sie wütend werden?"
- **Muster-Deutung:** „Es scheint, als würden Sie Stress oft erst über Ärger auf andere wahrnehmen. Vielleicht ist Wut für Sie ein vertrauteres Gefühl als Angst oder Überforderung?"
- **Beziehungs-Deutung:** „Sie haben mit Ihrem Mitbewohner geredet, nachdem Sie Ihre Gefühle verstanden hatten. Das zeigt mir, dass Beziehungen für Sie wichtiger sind als Recht zu haben – aber vielleicht haben Sie früher gelernt, dass Ihre Bedürfnisse erst dann ernst genommen werden, wenn Sie laut werden?"
- **Abwehr-Deutung:** „Sie reflektieren sehr klug über sich. Manchmal frage ich mich, ob diese Selbstreflexion auch eine Art ist, sich vor spontanen Gefühlen zu schützen?"

3.3 Welche therapeutische Haltung nimmt man mit Fokus Mentalisieren ein?

Der Fokus der Behandlung liegt im Hier und Jetzt. Es wird ein beziehungs- und bindungsorientiertes Angebot gemacht. Die Interventionen werden flexibel an die jeweils aktuellen Mentalisierungsmodi angepasst mit dem Ziel, eine schrittweise Entwicklung in Richtung reflexiver Modus zu fördern, also Körpererleben, Denken, Fühlen und Realitätsbezug zu integrieren.

Dieses therapeutische Vorgehen erfordert eine spezifische Haltung bestehend aus Nicht-Wissen, Neugierde, aktueller Affektivität sowie grundsätzlicher Offenheit.

Therapeutische Grundhaltung:

Die therapeutische Haltung in der Mentalisierungs-Therapie zeichnet sich durch eine nicht-wissende, neugierige und offene Grundhaltung aus. Der Therapeut fördert das Mentalisieren beim Patienten, indem er dessen Körpererleben, Gedanken, Gefühle und Verhaltensweisen im Kontext von Beziehungen betrachtet und hinterfragt – meist ohne zu interpretieren oder zu belehren.

Therapeuten mit entwickelter Mentalisierungskompetenz verstehen sich nicht als Gedankenleser, sondern kultivieren eine reflektierte Grundhaltung in der therapeutischen Beziehung. Sie erkennen an, dass das innere Erleben ihrer Klienten niemals vollständig erfassbar ist und dass ihre Einschätzungen und Interventionen fehlbar sein können. Diese Fehlerfreundlichkeit schafft Raum für flexibles therapeutisches Vorgehen und adaptive Behandlungsstrategien.

Solche Therapeuten zeichnen sich durch forschende Neugierde auf psychische Vorgänge aus – sowohl gegenüber mentalen Prozessen bei sich selbst als auch bei ihren Patienten. Sie bewahren sich respektvolle Bescheidenheit gegenüber vorschnellen Interpretationen und signalisieren ihren Patienten unmissverständlich ihr genuines Interesse daran, deren innere Welt zu verstehen.

Diese reflektierte therapeutische Grundhaltung bildet das Fundament für die kontinuierliche Entwicklung reflexiver Fähigkeiten und ermöglicht konstruktive Wachstumsprozesse im therapeutischen Prozess für beide Seiten der therapeutischen Beziehung.

Zentrale Merkmale der therapeutischen Haltung:

- **Nicht-wissende Haltung:** Der Therapeut zeigt offen, dass er nicht alles über den Patienten wissen kann und ist offen für neue Informationen und Perspektiven.

- **Neugier und Interesse:** Der Therapeut zeigt echtes Interesse an den mentalen Prozessen des Patienten und an den zugrundeliegenden Beziehungen, die das Verhalten beeinflussen.

- **Grundsätzliche Offenheit:** Der Therapeut begegnet dem Patienten mit Empathie und Wertschätzung, unabhängig von dessen Verhalten oder Gefühlen. Zentral ist die grundsätzliche Offenheit des Therapeuten, eigene mentale Reaktionen auf die mentalen Prozesse des Patienten wahrzunehmen und gegebenenfalls zu teilen. Dies führt dazu, dass die kontrollierte Selbstoffenbarung häufiger als therapeutische Technik eingesetzt wird.

- **Fokus auf Mentalisierung:** Die therapeutische Haltung zielt darauf ab, die Mentalisierungsfähigkeit des Patienten einzuschätzen und zu fördern – die Fähigkeit, eigene und fremde mentale Zustände zu verstehen und zu berücksichtigen. Parallel ist es Aufgabe des Therapeuten, jederzeit seine eigene Mentalisierungsfähigkeit im Blick zu behalten.
- **Förderung von Reflexivität:** Der Therapeut unterstützt den Patienten dabei, über sein eigenes Denken und Handeln zu reflektieren und alternative Perspektiven zu entwickeln. Wenn prämentalisierende Denkmodi die Reflexion des Patienten unterbrechen, reflektiert der Therapeut seinen eigenen Beitrag zum Zusammenbrechen der Mentalisierung.
- **Aktuelle Affektivität:** Die therapeutische Beziehung wird als ein Ort betrachtet, an dem Mentalisierung stattfindet und trainiert werden kann. Besondere Aufmerksamkeit gilt der aktuellen Affektivität des Patienten, da ein hohes emotionales Stresslevel die Mentalisierungsfähigkeit beeinträchtigt. Der Therapeut achtet darauf, dass Emotionen nicht zu stark werden, insbesondere darauf, dass die therapeutische Beziehung nicht durch zu starke Empathie, die das Bindungssystem zu heftig aktiviert, aufgeladen wird und beruhigt ggf. durch sicherheitsgebende Interventionen. Erst wenn der Patient selbst beginnt, seine Emotionen zu mentalisieren, kann der Fokus wieder auf eine intensivere Exploration gelegt werden.
- **Verständnis für Bindungsmuster:** Die therapeutische Haltung berücksichtigt auch die Auswirkungen früherer Bindungserfahrungen auf die aktuelle Beziehungsgestaltung des Patienten.
- **Fehlerfreundlichkeit:** Der Therapeut ist sich bewusst, dass auch er Fehler machen kann und dass dies zum Lernprozess gehört. Es wird auf Missverständnisse geachtet.

Praktische Umsetzung:

In der Praxis bedeutet dies, dass der Therapeut im Gespräch mit dem Patienten häufig Fragen stellt, die auf die Förderung von Mentalisieren abzielen:

- „Was denkst du, was hat dich dazu gebracht, so zu reagieren?"
- „Was könnte in dieser Situation im Anderen vorgegangen sein?"
- „Wie haben Sie es geschafft, ruhig zu bleiben?"

Der Therapeut vermeidet Erklärungen oder Bewertungen, sondern unterstützt den Patienten -abhängig von dessen aktueller Verfassung- dabei, eigene Antworten zu finden und seine Perspektive zu erweitern.

Ziel:

Ziel der therapeutischen Haltung ist es, eine sichere und vertrauensvolle Beziehung zu schaffen, in der der Patient lernen kann, seine eigenen mentalen Zustände und die anderer besser zu verstehen und konstruktiver mit Beziehungen umzugehen.

3.4 Welche Rolle spielen die Konzepte von Bindung und epistemischem Vertrauen?

Bindung und epistemisches Vertrauen bilden die theoretischen Grundpfeiler der Mentalisierungstheorie und spielen eine zentrale Rolle für therapeutische Veränderungsprozesse. Dieser Zusammenhang wird im folgenden Kapitel erläutert.

Bindungstheorie: Das Mentalisierungskonzept von Fonagy und Target (heute Hepworth) sowie ihren Mitarbeitern unterscheidet sich von der Theory-of-Mind-Forschung durch die Verbindungen zur Bindungstheorie, zur Entwicklungspsychologie sowie zur Psychoanalyse. Die Theorie des Mentalisierens ist also einerseits ein „Spross der Bindungstheorie" (vgl. Fonagy & Campbell 2015). Andererseits hat sie diese aber wesentlich bereichert und erweitert, indem sie die Prozesse der intergenerationellen Transmission erklärt.

Die sichere Bindung ist eine gute Voraussetzung für die Entwicklung der vollen Mentalisierungsfähigkeit. In sicheren Beziehungen können Kinder lernen, über mentale Zustände zu reflektieren. Diese Entwicklung gelingt besonders gut, wenn sich das Kind in den Reaktionen der Bezugspersonen als fühlendes und absichtsvolles Wesen passend dargestellt empfindet.

Diesen Erkenntnissen folgend wird auch in Therapie und Beratung beziehungs- und bindungsorientiert gearbeitet: Durch die therapeutische Beziehung wird dem Patienten ein bedeutsames Beziehungsangebot gemacht. Dadurch wird sein Bindungssystem stark aktiviert. Dem drohenden Verlust von Mentalisierungsfähigkeit wird durch das Angebot einer sicheren Beziehung, einer transparenten Struktur und durch mentalisierungsfördernde Interventionen begegnet.

Dazu ein Beispiel: Ein Therapeut bemerkt, dass ein Patient in einer Sitzung zunehmend angespannt wirkt und sich zurückzieht. Anstatt nach dem Grund zu fragen, reflektiert der Therapeut laut: „Ich habe den Eindruck, dass Sie sich gerade anders verhalten als zu Beginn unseres Gesprächs. Ich frage mich, ob etwas in unserem Austausch oder meine Reaktion Sie verunsichert haben könnte."

Diese mentalisierungsfördernde Intervention, die gleichzeitig ein Beziehungsangebot darstellt, hilft dem Patienten dabei, seine eigenen mentalen Zustände
wahrzunehmen und zu verstehen, ohne sich bedroht zu fühlen.

Epistemisches Vertrauen: Es ist die Bereitschaft eines Individuums, die
Kommunikation, die das Wissen einer vertrauenswürdigen Person vermittelt, als
für die eigene Person verallgemeinerbar und relevant zu betrachten (vgl. Fonagy
u. Luyten 2016). Anders ausgedrückt handelt es sich um das basale Vertrauen in
eine Bezugsperson als sichere Informationsquelle. Ein praktisches Beispiel verdeutlicht dieses Konzept: Wir wissen, dass Paris die Hauptstadt Frankreichs ist,
obwohl die meisten von uns das nie selbst verifiziert haben. Wir vertrauen auf die
Informationen aus Schulbüchern, von Lehrern oder anderen als glaubwürdig ein-
geschätzten Quellen.

Das Konzept des epistemischen Vertrauens erlangt zunehmend an Bedeutung.
Seine Förderung wird als Voraussetzung für sämtliche effektiven therapeutischen
Interventionen bezeichnet. Ohne epistemisches Vertrauen können selbst die besten therapeutischen Interventionen nicht wirken, da der Patient dem Therapeuten
als vertrauenswürdiger Informationsquelle vertrauen muss, bevor Veränderung
möglich wird.

Die umfassende Symptomatik nach Traumaerfahrungen z. B. basiert nicht
nur auf Schwierigkeiten bei der Affekt-, Selbst- und Beziehungsregulation, sondern auch auf einem Übermaß an epistemischem Misstrauen. Dem Mentalisieren
kommt dabei die Rolle zu, epistemisches Vertrauen in psychotherapeutischen und
pädagogischen Kontexten aufzubauen oder zumindest das vorhandene epistemisches Misstrauen zu reduzieren.

Dazu ein Beispiel: Eine 35-jährige Patientin mit einer Traumafolgestörung
unterbricht den Therapeuten in der dritten Sitzung mit den Worten: „Sie können
doch gar nicht verstehen, was ich durchgemacht habe. Woher wollen Sie wissen,
was für mich gut ist?" Wenn der Therapeut Bewältigungsstrategien vorschlägt,
erwidert sie: „Das haben andere auch schon gesagt, hat alles nichts gebracht."
Der Therapeut reagiert darauf nicht defensiv, sondern sagt: „Sie haben vermutlich recht – ich kann nicht vollständig nachvollziehen, was Sie erlebt haben. Und
es ist verständlich, dass Sie vorsichtig sind, nachdem andere Ansätze nicht geholfen haben. Können Sie mir mehr darüber erzählen, was Sie bereits versucht
haben?" Er erklärt außerdem offen: „Ich bin mir nicht sicher, ob mein Vorschlag
für Sie der richtige ist. Lassen Sie uns gemeinsam herausfinden, was funktionieren könnte." Nach etwa sechs Monaten bemerkt die Patientin erstmals: „Ihre Idee
mit dem Tagebuch... vielleicht könnte ich das doch mal ausprobieren." Das epis-
temische Vertrauen beginnt sich zu entwickeln.

Interventionstechnische Grundlagen

4

4.1 Welche Interventionen fördern Mentalisierung?

Alle Mentalisierungsansätze verfolgen die Kernidee, dass sowohl die therapeutische Haltung als auch die Technik darauf ausgerichtet ist, die Mentalisierungsfähigkeiten der Patienten zu steigern. Basierend auf der aktuellen Forschung und klinischen Praxis gibt es verschiedene bewährte Interventionen, die Mentalisierung allgemein fördern. Dabei spielt auch eine soweit wie möglich ausgeglichene Balance des Mentalisierens in vier Dimensionen eine Rolle.

Die Förderung von Mentalisierung, insbesondere auch unter affektivem Druck, erfolgt durch ein gestuftes Vorgehen. Allgemeines Ziel ist immer die Verbesserung und Stärkung der Fähigkeiten des Patienten. Mentalisierungsfördernde Interventionen stärken das Vertrauen des Patienten in die Beziehung zum Therapeuten, weil die Wahrnehmung des Patienten, seine Sichtweise und seine Affekte als seine gültige Erfahrung angenommen und validiert werden.

Die Interventionswahl orientiert sich an den jeweiligen Mentalisierungs-Modi des Patienten und reichen von Basisinterventionen bis hin zu komplexen Techniken der Beziehungsarbeit. Zur Information: Eine tiefer gehende Befassung mit Messinstrumenten für die Stärke der Mentalisierungsfähigkeit, z. B. die Reflective Functioning Scale, würde den Rahmen dieses Essentials sprengen.

Es ist nicht notwendig, die eigenen professionellen Wurzeln zu kappen und nun nur noch mentalisierungsfördernde Interventionen zu verwenden. Mit Blick auf die

Förderung des Mentalisierens bzw. die Defizite mentalisierungseingeschränkter Patienten ist es jedoch vermutlich erforderlich, einige der bisherigen Interventionen anders zu formulieren und nicht-mentalisierende Interventionen zu reduzieren.

4.1.1 Basisinterventionen: Unterstützung, Empathie und Validierung

Die Basisinterventionen dienen dem primären Ziel der mentalisierungsbasierten Behandlung, dem Patienten dabei zu helfen, seine Mentalisierungsfähigkeit zu entwickeln. Dies soll durch einen Prozess erreicht werden, bei dem sorgfältig auf mentale Zustände innerhalb der Sitzungen geachtet wird. Diese Interventionen dienen auch dazu, Mentalisierung während der gesamten Behandlung grundlegend zu fördern: durch Motivation, Beruhigung und Unterstützung, Empathie und empathische Validierung, das Identifizieren und Erkunden positiver Mentalisierung sowie das Erkennen von Nicht-Mentalisierungs-Füllwörtern. Die beschriebenen unterstützenden und empathischen Interventionen werden als wesentlich für den Aufbau einer therapeutischen Allianz und die Schaffung einer gemeinsamen affektiven Basis-Plattform betrachtet.

Exemplarische Erläuterung einiger Interventionen

- **Mentalisieren im Prozess:** Dies geschieht durch Äußerungen von Empathie und markierter Spiegelung, alternative Aspekte benennen, Strukturierung der Stunde sowie Sicherheit vermitteln.
- **Positives Mentalisieren hervorheben:** Momente erfolgreichen Mentalisierens werden erkannt und verstärkt. Beispiel: Eine Patientin erklärt: „Ich dachte mir, sie ist wahrscheinlich auch gestresst von der Arbeit, deshalb war sie so gereizt." Therapeut: „Das ist ein wichtiger Gedanke von Ihnen – Sie haben versucht zu verstehen, was in ihr vorgegangen sein könnte."
- **Affektregulierung:** Wenn Affekte in der therapeutischen oder beraterischen Situation sehr stark sind, muss ein Patient im Miteinander mit dem Therapeuten oder einer Gruppe erst Containing und Affektregulierung erfahren haben, bevor Mentalisierung wieder möglich wird. Affektregulierung entsteht durch affektspiegelnde Interventionen des Therapeuten. Wichtig ist, dass diese Spiegelungen markiert und damit nicht zu emotional und ungehalten (im Sinne

von mangelndem Containing) sind. Beispiel: Ein Kind (8 Jahre) wird in der Therapie sehr aufgeregt und beginnt zu weinen, weil es Angst hat, dass die Mutter es nicht abholt. Therapeutin: „Oh, ich sehe, dass du ganz traurig und ängstlich bist." (markierte Spiegelung – die Therapeutin benennt tröstend die vermutete Gefühlslage, bleibt aber ruhig und übernimmt nicht die gleiche Emotion) „Lass uns schauen, was los ist. Bislang ist deine Mutter doch jedes Mal wiedergekommen."

- **Emotionale Validierung:** Emotionale Validierung ist der Prozess des Lernens, Verstehens und Ausdrückens der Akzeptanz der emotionalen Erfahrung einer anderen Person. Wenn Menschen diese Art der Bestätigung erhalten, haben sie das Gefühl, dass ihre Emotionen nicht nur von anderen gesehen und gehört werden, sondern dass diese Gefühle auch akzeptiert werden. Validieren bedeutet nicht Gutheißen oder gleicher Meinung sein, sondern die subjektive Realität des Patienten anzuerkennen. Beispiel: Ein Patient sagt: „Alle halten mich für überempfindlich." Therapeut: „Ich verstehe, das ist schwer für Sie, denn Ihre Empfindungen sind ja da. Können Sie mir mehr darüber erzählen, wie es Ihnen dann ergeht?"

4.1.2 Klarifikation, Affekt-Elaboration und -Fokus und Challenge

Dieser Punkt 2 behandelt einige der Interventionen, die während der gesamten Behandlung eingesetzt werden können. Klärung beinhaltet das „Aufräumen" oder Sinngebung und die Kontextualisierung von Verhaltensweisen, die aus einem Zusammenbruch der Mentalisierung entstehen. Affektelaboration erfordert vom Therapeuten, die Gefühlszustände des Patienten empathisch zu erkunden: dieser Prozess kann die Normalisierung von Emotionen, das Identifizieren von Emotionen, das Reagieren auf das Fehlen motivierender Emotionen und das Erkennen gemischter Emotionszustände umfassen. Affektfokus bezieht sich auf den geteilten Affekt zwischen Patient und Therapeut in einer Sitzung: diese Intervention macht durch die Definition des Affektfokus Mentalisierung explizit und zeigt an, dass emotionale Offenheit im klinischen Umfeld sicher ist. Challenge wird eingesetzt, um Mentalisierung wieder herzustellen, wenn keine andere Intervention erfolgreich war: sie zielt darauf ab, die Mentalisierung wieder ins Gleichgewicht zu bringen, wenn sie an einem Ende einer oder mehrerer Dimensionen festgefahren ist (Dimensionen s. Punkt 3).

Exemplarische Erläuterung einiger Interventionen

- **Prämentalisierende Modi erkennen und bearbeiten:** Wenn Patienten in prämentalisierende Modi (Körper-, teleologischer, Äquivalenz-, Als-ob-Modus) verfallen, wird das Behandlungstempo gedrosselt. Oft wird es beschrieben als: „Stopp" oder verlangsamen, zurückgehen, reflektieren, nicht argumentieren. Beispiel: Patient (im Äquivalenz-Modus): „Er hasst mich, das ist Fakt!" Therapeut: „Stopp – lassen Sie uns einen Moment innehalten. Das fühlt sich für Sie wie eine absolute Gewissheit an. Können wir gemeinsam schauen, worauf sich dieses Gefühl stützt oder gibt es eventuell noch eine andere Erklärungsmöglichkeit?"

- **Psychoedukative Ansätze:** Mentale Prozesse werden durch Übungen und Diskussionen kultiviert, nicht durch Aufdeckung von Inhalten. Ziel der Psychoedukation ist also eher die Kultivierung mentaler Prozesse und nicht das Aufdecken oder Verändern mentaler Inhalte. Zum Beispiel können Gruppendiskussionen durch Übungen und Rollenspiele ergänzt werden. Beispiel: In der Gruppentherapie wird ein Rollenspiel durchgeführt, bei dem Teilnehmer verschiedene Perspektiven einer Konfliktsituation einnehmen. Anschließend wird reflektiert: „Was haben Sie in der Rolle des anderen gedacht und gefühlt?"

- **Affektfokus:** Damit ist nicht nur die Identifizierung und Klarifikation der Affekte gemeint, sondern es geht im Sinne der mentalisierten Affektivität um ein erweitertes Kontextverständnis für den Patienten und das Verständnis dafür, wann welche Gefühle zu einem negativen Verlauf, z. B. zerstörerischem Verhalten oder Selbstverletzung führen. Es wird dabei Verbindung zu Ereignissen und verschiedenen Perspektiven hergestellt.
  Beispiel: Eine 15-jährige Jugendliche erzählt wütend von einem Streit mit ihrer besten Freundin und sagt: „Ich hasse sie, sie ist so falsch!" Therapeutin: „Ich habe den Eindruck, dass deine Wut richtig stark ist. Das ist ein wichtiges Gefühl. Kannst du mir erzählen, was passiert ist?" Die Jugendliche schildert eine Situation, die exploriert werden kann. Im weiteren Verlauf kann die Selbstverletzung des Vortages mit dieser Situation und der Wut auf die Freundin zusammengebracht werden.

- **Challenging-Interventionen und Perspektivwechsel anregen:** Die Challenging-Interventionen sollen einen Perspektivwechsel anregen, indem sie außerhalb der Erwartungen des Patienten liegen. Die Interventionen sollten den Patienten überraschen, jedoch keinesfalls wertend sein. Beispiel: Patient: „Meine Mutter ruft nie an, weil sie sich nicht für mich interessiert." Therapeut: „Das ist eine Möglichkeit. Ich frage mich, ob es noch andere Gründe geben könnte, warum sie nicht anruft – vielleicht denkt Ihre Mutter ja auch, er ruft mich nicht an, also hat er kein Interesse an mir?"

4.1.3 Basismentalisieren in den vier Dimensionen des Mentalisierens

Mentalisierungsprobleme zeigen sich nicht nur in den prämentalisierenden Modi. Es ist durchaus möglich, in Teilbereichen bzw. nur einseitig gut zu mentalisieren, z. B. in Bezug auf die eigene Person bei gleichzeitigen Schwierigkeiten, sich in andere einfühlen zu können. Mentalisieren ist mehrdimensional. Man kann sich die Dimensionen des Mentalisieren angeordnet wie einen Stern vorstellen (vgl. Althoff 2017). Beim Entgleisen der Mentalisierung bzw. bei Defiziten in der Mentalisierung ist häufig die Balance in der einen oder anderen Dimension des Mentalisierens verlorengegangen. Gelingendes Mentalisieren berücksichtigt die *Balance* zwischen konträren Polen innerhalb von vier Dimensionen; es geht nicht um „perfektes" Mentalisieren.

Die vier Dimensionen sind jeweils durch eine Polarität charakterisiert. Ein Ungleichgewicht bzw. eine ausschließliche Konzentration auf einen Pol weisen auf Mentalisierungsprobleme hin. Verharrt eine Person also mental zu intensiv und fortwährend an einem Pol, so ist dies ein Zeichen für ein eingeschränktes Mentalisieren. Entsprechend ist es Aufgabe des Therapeuten, in seinen Interventionen den anderen Pol zu betonen, das heißt eine mentale Bewegung hin zum konträren Pol beim Patienten auszulösen oder herauszufordern (contrary move).

Die vier Dimensionen sind
Kognitiv vs. affektiv orientiert: Die Überbetonung des kognitiven Pols ist verbunden mit geringer emotionaler Empathie. Die zu starke Orientierung zum affektiven Pol birgt die Gefahr von Affekten überwältigt zu werden. Wenn eine Person über eine zwischenmenschliche Begegnung ausschließlich kognitiv berichtet, so sollte es Aufgabe sein, den Dialog in Richtung des affektiven Pols zu bewegen, denn effektives Mentalisieren impliziert die Fähigkeit, Kognitives mit Affektivem verbinden zu können. Beispiel Überbetonung des kognitiven Pols: Ein Patient erklärt lang und breit: „Die Beziehung funktioniert nicht, weil wir unterschiedliche Lebensziele haben und unsere Kommunikationsstile inkompatibel sind." Intervention: „Sie haben das sehr durchdacht analysiert. Ich bin neugierig – wie fühlt es sich denn für Sie an, wenn Sie daran denken, dass die Beziehung nicht funktioniert?" Beispiel Überbetonung des affektiven Pols: Patient: „Ich bin so wütend, ich könnte alles kurz und klein schlagen!" Intervention: „Diese Wut ist wirklich intensiv. Können wir einen Moment schauen, was genau diese starken Gefühle ausgelöst haben könnte?"

Implizit vs. explizit mentalisierend: Implizites Mentalisieren findet statt, wenn das Mentalisieren schnell und reflexartig, oft auch vorbewusst oder nicht-bewusst stattfindet. Explizites Mentalisieren wird bewusst von einer Person selbst oder einer anderen initiiert nach dem Motto: "Langsam, alles der Reihe nach". Es erfordert Reflektion, Aufmerksamkeit, Bemühen. Beispiel implizit mentalisierend: Patient handelt impulsiv in Beziehungen ohne" nachzudenken". Intervention: „Lassen Sie uns mal in Ruhe schauen. Können Sie sich erinnern, was Ihnen in dem Moment durch den Kopf ging, bevor Sie reagiert haben?" Beispiel zu viel explizites Mentalisieren (überanalytisch): Patient grübelt endlos über Motive anderer. Intervention: „Was sagt Ihnen Ihr Bauchgefühl über diese Situation?"

Nach innen vs. nach außen fokussiert: Nach innen fokussiert zu sein, meint die Fähigkeit, Einschätzungen geben zu können auf der Grundlage der inneren Wahrnehmung, bei sich selbst und anderen. Bei einer Fokussierung nach außen besteht die Tendenz, auf der Basis von externalen Eigenschaften und Beobachtungen zu urteilen. Beispiel zu starke Innenfokussierung: Patient „klebt" an seinen Gefühlen über eine Person: „Ich spüre, dass er mich nicht mag, das fühle ich ganz deutlich." Intervention: „Dieses innere Gefühl ist wichtig. Was haben Sie denn konkret an seinem Verhalten beobachtet?" Beispiel zu starke Außenfokussierung: Patient: „Er trägt teure Kleidung, dann weiß man schon, dass er arrogant ist." Intervention: „Was löst es in Ihnen aus, wenn Sie diese teuren Sachen sehen?"

Zum Selbst vs. zum anderen orientiert: Bei einer Überbetonung des Pols zum Selbst orientiert besteht die Gefahr der Fixierung auf die eigene Wahrnehmung. Die Überbetonung der Orientierung am anderen kann zu eigener Ausbeutung oder Missbrauch führen, aber auch der Ausnutzung von anderen. Wenn in einem anderen Fall die Person ihre Erzählung über einen zwischenmenschlichen Konflikt ausschließlich auf die anderen fokussiert, ist es mentalisierungsfördernd, die Exploration auch auf die eigene Person zu lenken. Generell würde der Psychotherapeut dabei eine Haltung einnehmen, die die Neugier und Erkundung der Affekte der Person fördert. Beispiel einseitige Selbstorientierung: Patient dreht sich um sich selbst: „Ich bin immer derjenige, der verletzt wird. Das tut so weh. Wie kann ich mich schützen …" Intervention: „Das ist eine schmerzhafte Erfahrung für Sie. Wie könnte es für die andere Person gewesen sein?" Beispiel zu starke Andere-Orientierung: Patient führt aus: „Ich frage mich, was die anderen wollen. Das sind unterschiedliche Dinge. Wie kann es gehen, dass dieses Projekt klappt? …" Intervention: „Sie nehmen viel Verantwortung auf sich. Was wollen *Sie* eigentlich?"

4.1.4 Mentalisieren in der Patient-Therapeut-Beziehung

Beim Mentalisieren wird -sofern der mentale Status des Patienten es zulässt- die Patient-Therapeut-Beziehung genutzt. Genauer gesagt wird in der therapeutischen Beziehung gearbeitet unter Zuhilfenahme von Übertragung und Gegenübertragung. Die Rolle der Übertragung besteht darin, eine sorgfältige Fokussierung auf die Patient-Therapeut-Beziehung zu ermöglichen, was die Gründer als „Mentalisierung der Beziehung" bezeichnen. Dies hat zum Ziel, das interpersonal-emotionale Erleben des Patienten zu steigern und ihn gleichzeitig im reflexiven Modus zu halten. Man betrachtet auch die Mentalisierung der Gegenübertragung oder der Gefühle des Therapeuten. Dies beinhaltet, dass der Therapeut Gefühle in sich selbst identifiziert; antizipiert, wie der Patient darauf reagieren könnte; dass der Therapeut sorgfältig kennzeichnet, was *er* dem Patienten sagt, damit klar ist, dass das, was der Therapeut sagt, seine Gedanken und Gefühle sind, und es sich nicht um den mentalen Zustand des Patienten handelt; und schließlich sollte der Therapeut im Hinterkopf behalten, dass das Ziel dieser Interventionen darin besteht, die Mentalisierung beim Patienten zu fördern oder (seltener) die Mentalisierung beim Therapeuten wiederherzustellen.

Hier ein Beispiel

- **Exploration der aktuellen Beziehung:** Die Patientin schaut häufiger als sonst aus dem Fenster; spricht weniger. Der Therapeut hat ein mulmiges Gefühl; fragt sich, ob er etwas „Dummes" gesagt hat. Therapeut: „Mir kommt es so vor, dass Sie heute häufiger aus dem Fenster schauen und weniger mit mir sprechen als sonst – etwas distanzierter. Wie erleben Sie das? Und wie erleben Sie mich gerade?"
- **Enactments akzeptieren und explorieren:** Die Patientin sagt, sie sei heute einfach konzentrierter, dann schaue sie oft aus dem Fenster und wundere sich jetzt über die Bemerkung des Therapeuten. Therapeut: „Ach so, dann sind Sie gar nicht distanzierter?" Die Patientin nickt.
- **Anteil den der Therapeut beigesteuert hat bzw. des Therapeuten eigene Verzerrungen der Realität benennen:** Therapeut: „Dann war mein Eindruck nicht richtig. Gut, dass wir das klären konnten. Ich glaube, meine Interpretation des Aus-dem-Fenster-schauens muss ich noch mal reflektieren - woher die wohl kommt. Wie erleben Sie es jetzt zwischen uns?"

- **Eine alternative/zusätzliche Perspektive bieten:** Die Patientin: „Sie finden es bestimmt anstrengend, mit mir zu arbeiten." Therapeut: „Ich erlebe Sie nicht als anstrengend. Ich bin neugierig, was Sie zu diesem Gedanken gebracht hat. „
- **Die Reaktion des Patienten beobachten:** Die Patientin zuckt mit den Schultern. Therapeut: „Ich frage mich, ob Sie mich gerade als anstrengend empfunden haben, weil ich manches so anders auffasse als Sie?"
- **Die Reaktion des Patienten in Bezug auf neue Perspektiven beobachten:** Nach dieser Intervention beobachtet der Therapeut, dass die Patientin etwas verlegen nickt und er sagt: „Ich sehe, dass Sie genickt haben. Mögen Sie sagen, was löst das, was ich gesagt habe, in Ihnen aus?"

4.2   Welche Hindernisse tauchen im Prozess auf?

Im Prozess des Mentalisierens tauchen Hindernisse sowohl beim Patienten als auch beim Therapeuten auf und zwar dann, wenn bewusste oder unbewusste starke Emotionen auf einer oder beiden Seiten den Reflexionsprozess hemmen. Diese Hemmung wird beschrieben im Zyklus der Hemmung des Mentalisierens.

Der Zyklus der Hemmung des Mentalisierens, so wie er klinisch erfahrbar ist, zeigt sich wie folgt

1. Starke Emotion →
2. Vermindertes Mentalisieren →
3. Vermindertes Wahrnehmen anderer →
4. Andere erscheinen nicht verstehbar →
5. Andere kontrollieren und ändern wollen →
6. Konfuse eigene Gedanken →
7. Frustrierende Interaktionen beginnen →
8. Starke bis stärkere Emotion (Zyklus beginnt erneut)

4.2.1 Zyklus der Hemmung des Mentalisierens beim Patienten

Das folgende Beispiel illustriert, wie sich der Zyklus der Mentalisierungshemmung bei einer Patientin mit Borderline-Persönlichkeitsstörung manifestiert. Es zeigt, wie die anfängliche Ablehnungsangst zu einer Eskalation führt, die den therapeutischen Prozess blockiert.

Hemmung bei Borderline-Patientin in der Therapie

1. Starke Emotion: Intensive Angst vor Ablehnung durch Therapeuten
2. Vermindertes Mentalisieren: Kann nicht mehr zwischen Realität und Befürchtungen unterscheiden
3. Vermindertes Wahrnehmen anderer: Übersieht therapeutische Wärme und Interesse
4. Andere erscheinen nicht verstehbar: „Ich verstehe nicht, was der Therapeut von mir will" oder „Ich verstehe nicht, warum mein Therapeut mich ablehnt."
5. Andere kontrollieren und ändern: Versucht durch Provokation oder Unterwerfung Reaktion zu erzwingen
6. Konfuse eigene Gedanken: „Ich weiß nicht mehr, was ich denke oder fühle"
7. Frustrierende Interaktionen: Therapeut wird hilflos, Patientin fühlt sich missverstanden
8. Starke bis stärkere Emotion: Noch intensivere Angst und Verzweiflung

4.2.2 Zyklus der Hemmung des Mentalisierens beim Therapeuten (Beispiel 1)

Natürlich sind Therapeuten auch nicht immun gegen Mentalisierungshemmungen, besonders bei herausfordernden Behandlungsverläufen. Das erste Beispiel zeigt einen typischen Fall, in dem Frustration über scheinbar mangelnde Fortschritte zu einer destruktiven Dynamik führt.

Hemmung beim Therapeuten in Interaktion mit „schwierigem" Patienten

1. Starke Emotion: Frustration über mangelnde Fortschritte
2. Vermindertes Mentalisieren: Verliert Neugier auf Patienten

3. Vermindertes Wahrnehmen anderer: Übersieht Angst hinter Aggression des Patienten

4. Andere erscheinen nicht verstehbar: „Dieser Patient will einfach nicht besser werden"

5. Andere kontrollieren und ändern: Drängt auf Compliance, wird direktiv

6. Konfuse eigene Gedanken: Selbstzweifel an eigener Kompetenz

7. Frustrierende Interaktionen: Patient unter Druck setzen, woraufhin dieser noch widerständiger wird

8. Starke bis stärkere Emotion: Zunehmende Frustration und Ohnmacht

Eine Intervention muss den Zyklus an jedem Punkt unterbrechen können – idealerweise schon beim Erkennen der starken Emotion (Punkt1).

Ein besonders komplexer Fall liegt vor, wenn eigene unbewusste Emotionen den Therapeuten beeinflussen. Das zweite Beispiel verdeutlicht, wie unbewusste Hilflosigkeit zu kompensatorischen Verhaltensweisen der Therapeutin führt, die den therapeutischen Prozess behindern.

4.2.3 Zyklus der Hemmung des Mentalisierens beim Therapeuten (Beispiel 2)

Die Therapeutin arbeitet mit einem suizidalen Patienten, der wiederholt Krisen durchlebt, ohne dass therapeutische Interventionen zu greifen scheinen. Es ergibt sich bei ihr ein Zyklus der Hemmung des Mentalisierens.

Hemmung bei Therapeutin wegen eigener unbewusster Hilflosigkeit

1. Starke Emotion: Unbewusste Hilflosigkeit und Angst („Was, wenn er sich umbringt?")

2. Vermindertes Mentalisieren: Therapeutin kann nicht mehr neugierig auf die innere Welt des Patienten schauen, sondern wird getrieben von eigener Angst

3. Vermindertes Wahrnehmen anderer: Übersieht die verzweifelte Suche des Patienten nach Verbindung hinter den Suizidgedanken

4. Andere erscheinen nicht verstehbar: „Ich verstehe nicht, warum er nicht besser werden will, obwohl wir so viel arbeiten"

5. Andere kontrollieren und ändern: Wird zunehmend direktiv: „Sie müssen in die Klinik", „Sie dürfen sich nicht umbringen", erhöht Stundenzahl, wird überaktiv

6. Konfuse eigene Gedanken: „Bin ich eine schlechte Therapeutin? Mache ich alles falsch? Sollte ich den Fall abgeben?"

7. Frustrierende Interaktionen: Patient fühlt sich unter Druck gesetzt statt verstanden, wird noch hoffnungsloser

8. Starke bis stärkere Emotion: Noch intensivere Hilflosigkeit und Versagensangst

Die Therapeutin erkennt ihre eigene Hilflosigkeit nicht bewusst, sondern kompensiert sie durch Hyperaktivität und Kontrolle. Sie projiziert ihre eigene Ohnmacht auf den Patienten („Er will nicht gesund werden") statt zu erkennen, dass sie selbst nicht weiß, wie sie ihm helfen kann. Auch in diesem Fall kann der Zyklus theoretisch an jedem Punkt unterbrochen werden, allerdings ist es für die Therapeutin viel schwerer, die eigene Mentalisierungseinschränkung zu erkennen und zu beheben.

Dies gelingt oft erst in Supervision oder Selbstreflexion nach der Sitzung: „Ich merke, ich werde immer aktiver – vielleicht versuche ich, meine eigene Hilflosigkeit zu überspielen. Was macht es mit mir, wenn ich diesem Menschen nicht helfen kann?" und „Zunächst einmal muss ich mir meine Hilflosigkeit eingestehen."

Fazit

5

Zentrale Angebote dieses Essentials für die therapeutische Praxis:

- **Grundlage jeder Therapie:** Mentalisieren, d. h. sich auf mentale Zustände in sich selbst und anderen zu beziehen, wird von den Gründern des Ansatzes als Grundlage jeder Therapieform betrachtet.
- **Mentalisierung ist modalspezifisch:** Jeder der fünf Modi (Körper-, teleologischer, Äquivalenz-, Als-Ob- und reflexiver Modus) erfordert unterschiedliche Interventionen. Was z. B. im reflexiven Modus hilfreich ist – wie Deutungen – kann im Äquivalenzmodus schädlich sein.
- **Der Therapeut als Mentalisierungsmodell:** Die eigene Mentalisierungsfähigkeit des Therapeuten ist das wichtigste therapeutische Werkzeug. Wenn der Therapeut seine Mentalisierung verliert, verstärkt das die Probleme des Patienten.
- **Zyklen erkennen und unterbrechen:** Der Zyklus der Mentalisierungshemmung (hier verkürzt: starke Emotion → vermindertes Mentalisieren → frustrierende Interaktionen → noch stärkere Emotion) betrifft sowohl Patienten als auch Therapeuten. Das Erkennen und Beheben der Ursache kann den Zyklus unterbrechen.

Zentrale Angebote dieses Essentials für das Verständnis menschlicher Beziehungen:

- **Bindung und epistemisches Vertrauen:** Ohne Vertrauen in den anderen als vertrauenswürdige Informationsquelle können selbst die besten Interventionen nicht wirken. Dieses Vertrauen kann mit einem sicheren Beziehungsangebot entstehen. Dieser Zusammenhang gilt nicht nur in der Therapie und Beratung, sondern in allen Beziehungen.

- **Emotionale Erregung hemmt Reflexion:** Bei starken Gefühlen verlieren wir alle die Fähigkeit, klar über uns und andere nachzudenken. Das ist normal und menschlich, nicht pathologisch.

Zentrale Angebote dieses Essentials für die Selbstreflexion:

- **Eigene Modi erkennen:** Jeder Mensch wechselt zwischen den verschiedenen Mentalisierungsmodi. Das Bewusstsein dafür kann helfen, sich selbst und andere besser zu verstehen. Auch Therapeuten (und andere Helfer) erleben Hilflosigkeit. Diese anzuerkennen ist heilsamer als sie zu überspielen.
- **Neugier statt Gewissheit:** Die Haltung des „Nicht-Wissens" und authentischer Neugier ist oft therapeutischer als vorschnelle Interpretationen oder Ratschläge. Diese Erkenntnisse können sowohl die professionelle Arbeit als auch persönliche Beziehungen bereichern.
- **Selbstreflexion und Bewusstsein:** Mentalisierung – die Fähigkeit, eigene und fremde mentale Zustände zu verstehen – ermöglicht es Menschen, ihre Gedanken, Gefühle und Motivationen zu erkennen und zu reflektieren. Dies ist eine Voraussetzung für Veränderung, da man zunächst verstehen muss, was passiert, bevor man es ändern kann.
- **Beziehungsverständnis:** Viele psychische Probleme entstehen oder verstärken sich in zwischenmenschlichen Beziehungen. Die Fähigkeit zu mentalisieren hilft dabei, die Perspektiven anderer zu verstehen und soziale Situationen besser zu navigieren. Dies verbessert Beziehungen und reduziert Konflikte.
- **Emotionsregulation:** Wenn Menschen ihre eigenen emotionalen Zustände besser verstehen können, entwickeln sie auch bessere Strategien, um mit schwierigen Gefühlen umzugehen. Mentalisierung schafft einen „Raum" zwischen Impuls und Handlung.
- **Neuroplastizität:** Die Entwicklung von Mentalisierungsfähigkeiten kann tatsächlich Gehirnstrukturen verändern, besonders in Bereichen, die für soziale Kognition und Emotionsregulation zuständig sind.

Was Sie aus diesem *essential* mitnehmen können

- **Mentalisierung** bezeichnet die fundamentale Fähigkeit, eigene und fremde mentale Zustände zu verstehen und zu reflektieren.
- **Therapeutisches Arbeiten** erfordert das Erkennen und den gezielten Umgang mit den fünf Mentalisierungsmodi: Körper-, teleologischer, Äquivalenz-, Als-Ob- und reflexiver Modus.
- **Emotionsregulation** entwickelt sich durch mentalisierte Affekte, wodurch im besten Fall ein reflektierender Raum zwischen emotionalem Impuls und Handlung entsteht.
- **Epistemisches Vertrauen** und eine sichere therapeutische Bindung bilden die unerlässliche Grundlage für wirksame mentalisierungsbasierte Interventionen.

Literatur

Allen JG u. Fonagy P u. Bateman AW (2011) Mentalisieren in der psychotherapeutischen Praxis. Klett-Cotta, Stuttgart (2008).

Althoff ML (2017) Macht und Ohnmacht mentalisieren. Springer, Heidelberg.

Bateman AW u. Fonagy P (Hrsg.) (2019) Handbook of Mentalizing in Mental Health Practice. American Psychiatric Association, Washington, DC.

Brockmann J u. Kirsch H u. Taubner S (2023) Mentalisieren in der psychodynamischen und psychoanalytischen Psychotherapie. Psychotherapeutenjournal 3/2023, 261–270.

Diez Grieser MT u. Müller R (2018) Mentalisieren mit Kindern und Jugendlichen. Klett-Cotta, Stuttgart.

Fonagy P u. Luyten P (2016) A multilevel perspective on the development of borderline personality disorder. In: Cicchetti D (Ed.), Developmental psychopathology: Maladaptation and psychopathology (3rd ed., pp. 726–792). Hoboken, NJ: John Wiley & Sons.

Gergely G u. Watson J (1996) The social biofeedback theory of parental affect-mirroring. The development of emotional self-awareness and self-control in infancy. The International Journal of Psycho-Analysis, 77(6), 1181–1212.

Gergely G u. Watson J (1999) Early social-emotional development. Contingency perception and the social biofeedback model. In: Rochat P (Hrsg.) Early social cognition. Understanding others in the first months of life. Lawrence Erlbaum Assiciates, Mahwah NJ. 101–137.

Luyten P u. Campbell C u. Allison E u. Fonagy P (2020) The Mentalizing Approach to Psychopathology: State of the Art and Future Directions. Annual Review of Clinical Psychology. 16: 297–325.

Staun L u. Schultz-Venrath U (2023) Epistemisches Vertrauen, Misstrauen und Leichtgläubigkeit in psychodynamischen Gruppentherapien. In: Nolte T u. Fonagy P (Hrsg.) Epistemisches Vertrauen. Vom Konzept zur Anwendung in Psychotherapie und psychosozialen Arbeitsfeldern. Klett-Cotta, Stuttgart. 339–363.

Schultz-Venrath U (2025) Mentalisieren des Körpers. Klett-Cotta, Stuttgart. 2. Auflage.

Literatur zur Vertiefung und zum Weiterlesen

Bateman AW u. Fonagy P u. Campbell C u. Luyten P u. Debbané M (2023) Cambridge
    Guide to Mentalization-Based Treatment (MBT). Cambridge University Press, Cam-
    bridge.
Brockmann J u. Kirsch H u. Taubner S (2023) Mentalisieren in der psychodynamischen
    und psychoanalytischen Psychotherapie. Psychotherapeutenjournal 3/2023, 261–270.
Diez Grieser MT u. Müller R (2018) Mentalisieren mit Kindern und Jugendlichen. Klett-
    Cotta, Stuttgart.
Nolte T u. Fonagy P (Hrsg.) (2023) Epistemisches Vertrauen. Vom Konzept zur An-
    wendung in Psychotherapie und psychosozialen Arbeitsfeldern. Klett-Cotta, Stuttgart.

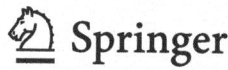
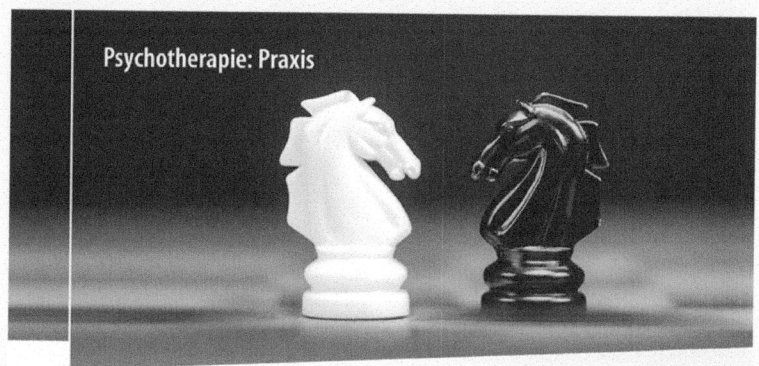

The manufacturer's authorised representative in the EU is Springer
Nature Customer Service Centre GmbH, Europaplatz 3, 69115 Heidelberg,
Germany. If you have any concerns regarding our products, please
contact ProductSafety@springernature.com

Printed and bound by CPI Group (UK) Ltd, Croydon, CR0 4YY

28/04/2026
02098542-0002